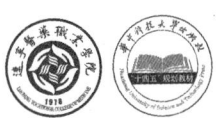

高等职业教育"双优"专业群"十四五"规划
新形态一体化特色教材

药品生物检测技术

（活页式教材）

主　编　邹春阳　姜　源　李孟捷
副主编　苑新星　袁　杰　温兆林
编　者　（以姓氏笔画为序）
　　　　刘　秀　辽宁医药职业学院
　　　　刘宵达　辽宁医药职业学院
　　　　李孟捷　沈阳三生制药有限责任公司
　　　　邹春阳　辽宁医药职业学院
　　　　苑新星　辽宁医药职业学院
　　　　姜　玥　辽宁医药职业学院
　　　　姜　源　辽宁医药职业学院
　　　　袁　杰　沈阳三生制药有限责任公司
　　　　郭婧潭　辽宁医药职业学院
　　　　温兆林　辽宁医药职业学院

华中科技大学出版社
http://press.hust.edu.cn
中国·武汉

内容简介

本书是高等职业教育"双优"专业群"十四五"规划新形态一体化特色教材。

本书分为微生物基本操作、动物实验基本操作、GMP中洁净室(区)尘粒数和微生物数的监测、微生物检测、生化检测及理化检测六个教学模块。

本书主要适用于药学类相关专业高职高专院校的学生,并符合从事药品生物检验人员学习的需要。

图书在版编目(CIP)数据

药品生物检测技术:活页式教材/邹春阳,姜源,李孟捷主编. —武汉:华中科技大学出版社,2024.4
ISBN 978-7-5772-0316-4

Ⅰ.①药… Ⅱ.①邹… ②姜… ③李… Ⅲ.①药品检定-生物检验-教材 Ⅳ.①R927

中国国家版本馆CIP数据核字(2024)第075436号

药品生物检测技术(活页式教材)   邹春阳 姜 源 李孟捷 主编
Yaopin Shengwu Jiance Jishu(Huoyeshi Jiaocai)

策划编辑:史燕丽
责任编辑:李艳艳
封面设计:清格印象
责任校对:朱 霞
责任监印:周治超

出版发行:华中科技大学出版社(中国·武汉)   电话:(027)81321913
        武汉市东湖新技术开发区华工科技园   邮编:430223
录 排:华中科技大学惠友文印中心
印 刷:武汉科源印刷设计有限公司
开 本:787mm×1092mm 1/16
印 张:10
字 数:258千字
版 次:2024年4月第1版第1次印刷
定 价:39.90元

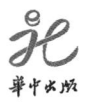

本书若有印装质量问题,请向出版社营销中心调换
全国免费服务热线:400-6679-118   竭诚为您服务
版权所有 侵权必究

活页式教材
使用说明

为了积极响应国务院《国家职业教育改革实施方案》（简称职教20条）以及教育部《职业院校教材管理办法》《"十四五"职业教育规划教材建设实施方案》的相关政策和文件精神，围绕深化教学改革和"互联网+职业教育"发展需求，我们开发了一批编排方式科学、配套资源丰富、呈现形式灵活、信息技术应用适当的新型活页式融媒体教材。

与传统普通胶装教材不同，活页式教材通常以单个项目为单位，以活页的形式将项目贯穿起来，强调在知识的理解与掌握的基础上进行实践和应用，适用于以学生为中心的教学模式，更多体现在以学生为主体的前提下，加强教材和学习者之间深层次的互动。本教材采取活页式设计，教材内页通过活页圈的应用，实现了"活教""活学""活用"，方便教师和学生根据实际教学情况灵活调整。

本教材的建议使用方式如下：

学生使用说明

1. 可自行添加学习辅助材料，如实训报告、试卷等。
2. 上课时不用带整本书，只带当节课需要的对应内容即可，简单方便。
3. 可根据自我学习进度随时调整学习顺序。

教师使用说明

1. 可及时将新技术、新规范、新标准形成讲义，随时更新教学内容。
2. 可结合数字资源进行线上线下混合式教学，在课前预习、课中学习、课后复习中与活页式教材配套。
3. 可添加教辅资料。

网络增值服务

使用说明

欢迎使用华中科技大学出版社医学资源网 yixue.hustp.com

1 教师使用流程

（1）登录网址：http://yixue.hustp.com（注册时请选择教师用户）

注册 ▶ 登录 ▶ 完善个人信息 ▶ 等待审核

（2）审核通过后，您可以在网站使用以下功能：

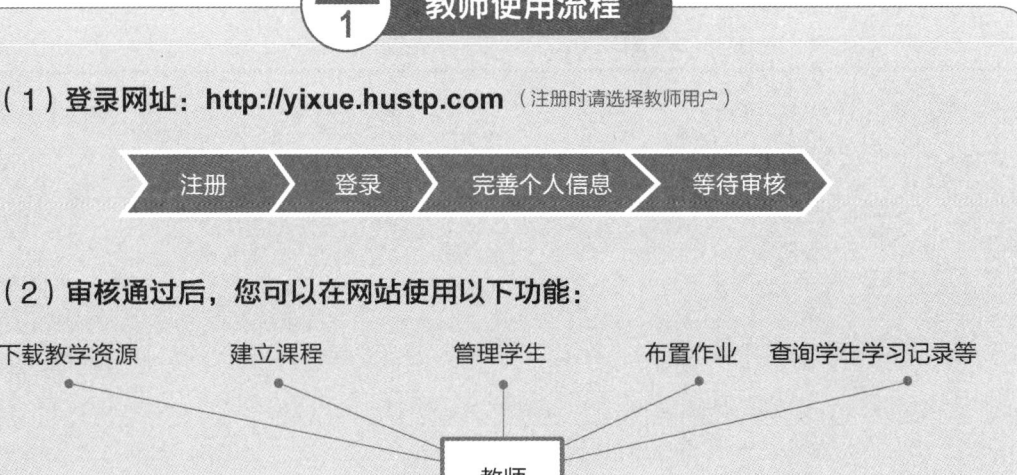

下载教学资源　建立课程　管理学生　布置作业　查询学生学习记录等

2 学生使用流程

（建议学生在PC端完成注册、登录、完善个人信息的操作）

（1）PC端操作步骤

①登录网址：http://yixue.hustp.com（注册时请选择普通用户）

注册 ▶ 登录 ▶ 完善个人信息

②查看课程资源：（如有学习码，请在个人中心-学习码验证中先验证，再进行操作）

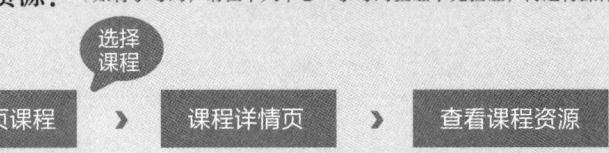

首页课程 ▶ 课程详情页 ▶ 查看课程资源

（2）手机端扫码操作步骤

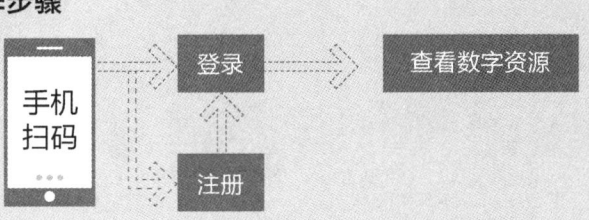

前言

本书是按照药学类及相关专业高职高专教育专业人才的培养目标和规格,以及高职高专受教育者应具有的知识能力与素质要求编写的。本书的编写深入贯彻《国家职业教育改革实施方案》(国发〔2019〕4号)中关于"建设一大批校企'双元'合作开发的国家规划教材,倡导使用新型活页式、工作手册式教材并配套开发信息化资源"的精神,推进学校"双高计划"建设,深化学院课程改革,以新颁布的高职专业教学标准为指导,以研究课题形式探索新形态教材的编写形式,以教材建设助力"三教"改革,力求编写出符合先进职业教育理念的优质教材。本书主要适用于药学类相关专业高职高专院校的学生,并符合从事药品生物检验岗位人员学习的需要。本书的主要特点如下。

(1) 在教材体系设计上,采用校企"双元"合作开发的形式,坚持体现行业发展趋势和岗位要求,与产业政策、技术标准及行业实际紧密联系,对接职业标准、强化"德、规、技"的职业素养,以能力为本位、以技能掌握为主线,系统梳理相关知识和技能;注重吸纳新知识、新案例、新方法,努力体现理论知识与工作过程的融合与创新。

(2) 在教材内容选取上,能够动态调整,更新知识与技能,体现活页式教材使用上的灵活性。遵循职业领域的工作与活动的逻辑,针对学生的认知能力和学习能力,设计教学内容单元,以工作领域、任务等为载体,形成情景模拟的内容结构,并按照由简到繁、由易到难的教学原则编排内容,梯度明晰。

(3) 在教材呈现形式上,针对高职高专学生的身心特点和学习模式,根据学习内容特点,设置符合教学规律的栏目,建设配套的数字化教学资源,力求图文并茂、形象生动,为课堂教学及学生自学提供便利。

(4) 参考《中华人民共和国药典》(2020年版)中有关药品生物检测技术的内容。本书在原传统教材的基础上做了较大幅度的整合,对教学内容和学时都做了较大的缩减,使教材的实用性和现代性更加突出。本书内容包含大量质量监控岗位任务,讲理论,重实践,既有操作标准,又有自我评价,为学生掌握基本技能提供保障。

全书内容分为微生物基本操作、动物实验基本操作、GMP中洁净室(区)尘粒数和微生物数的监测、微生物检测、生化检测及理化检测六个教学模块。本书由邹春阳、姜源、李孟捷担任主编,具体分工:模块一、三、四由苑新星、刘宵达、姜玥主笔,模块二由刘秀、郭婧潭主笔,模块五由姜源、袁杰、温兆林主笔,模块六由邹春阳、姜源、李孟捷主笔。

本书在编写过程中,得到了编者及其工作单位的大力支持和帮助,在此表示衷心的感谢。

由于编写经验和编写时间有限,书中存在缺漏和错误之处在所难免,恳请读者多提宝贵意见,以便修订完善。

编 者

目录

上篇

模块一　微生物基本操作　/3
- 任务1　微生物显微观察技术　/3
- 任务2　消毒与灭菌　/8
- 任务3　配制培养基　/12
- 任务4　分离纯化和培养微生物　/17
- 任务5　微生物生长的测定　/24
- 任务6　菌种保藏　/28

中篇

模块二　动物实验基本操作　/35
- 任务1　小鼠的操作技术　/35
- 任务2　大鼠的操作技术　/42
- 任务3　豚鼠的操作技术　/48
- 任务4　家兔的操作技术　/53

下篇

模块三　GMP中洁净室（区）尘粒数和微生物数的监测　/63
- 任务1　悬浮粒子的测定　/63
- 任务2　沉降菌的测定　/67
- 任务3　浮游菌的测定　/70

模块四　微生物检测　/76
- 任务1　药品的无菌检查　/76
- 任务2　药品的微生物限度检查：微生物总数检查法　/82
- 任务3　药品的微生物限度检查：控制菌（大肠埃希菌）检查　/87

模块五　生化检测　/93
- 任务1　药品的抑菌效力检查　/93

任务2　药品的异常毒性检查　　　　　　　　　　　　　　　　　　　/99
　　任务3　药品的热原检查　　　　　　　　　　　　　　　　　　　　/105
　　任务4　药品的细菌内毒素检查　　　　　　　　　　　　　　　　　/109
　　任务5　药品的宿主蛋白质残留量检测　　　　　　　　　　　　　　/115
　　任务6　胃蛋白酶活力的测定　　　　　　　　　　　　　　　　　　/120
　　任务7　蛋白质的 SDS-PAGE 电泳　　　　　　　　　　　　　　　　/123

模块六　理化检测　　　　　　　　　　　　　　　　　　　　　　　　　/127

　　任务1　药品的杂质限量检查　　　　　　　　　　　　　　　　　　/127
　　任务2　药品的 pH 检测　　　　　　　　　　　　　　　　　　　　/132
　　任务3　药品的水分测定　　　　　　　　　　　　　　　　　　　　/135
　　任务4　牛血白蛋白纯度的测定　　　　　　　　　　　　　　　　　/139
　　任务5　高效液相色谱仪的使用　　　　　　　　　　　　　　　　　/142

参考文献　　　　　　　　　　　　　　　　　　　　　　　　　　　　　/150

上篇

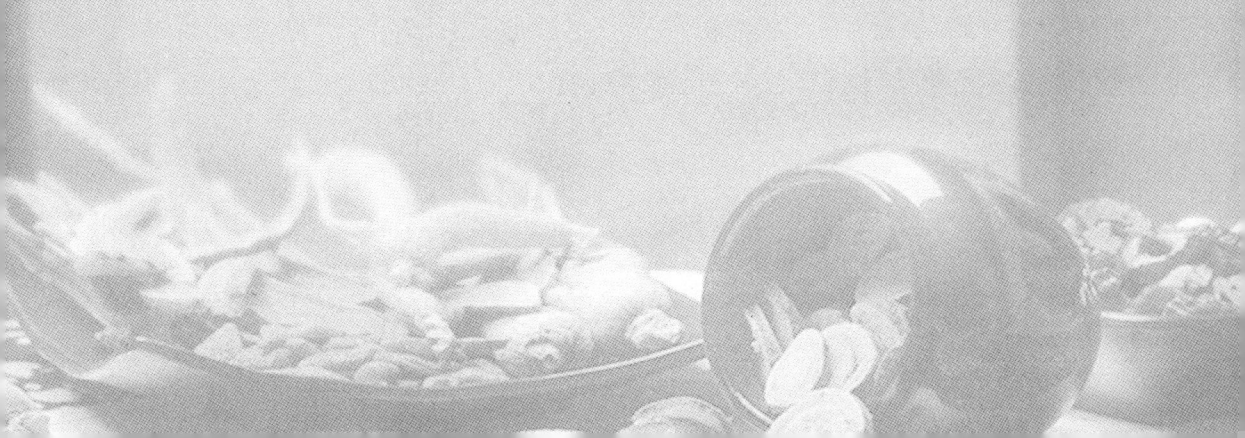

模块一 微生物基本操作

任务1 微生物显微观察技术

扫码看PPT

一、学习目标

(一)知识目标

(1) 掌握普通光学显微镜的结构及使用方法。
(2) 掌握微生物的类型。
(3) 熟悉各种微生物的形态结构。

(二)能力目标

(1) 学会普通光学显微镜的使用方法。
(2) 学会革兰氏染色技术。
(3) 学会无菌操作技术。
(4) 树立"无菌"环境的意识。

(三)素质目标

(1) 具有良好的责任意识、团结协作的精神,提高学生服务国家、服务人民的社会责任感。
(2) 具有认真、细致、耐心的工作作风,培养学生的责任感,形成良好的职业道德、严谨的工作作风、实事求是的工作态度。
(3) 具有勤于思考、善于观察、善于学习的精神。
(4) 树立"无菌"环境的意识并践行社会主义核心价值观,培养学生的敬业精神。

二、知识链接

(一)微生物

微生物是一群存在于自然界中个体微小、结构简单、肉眼不能直接看见,必须借助普通光学显微镜或电子显微镜放大数百倍、数千倍,甚至数万倍才能观察到的微小生物。微生物具有个体微小、结构简单、繁殖迅速、分布广泛、种类繁多、容易变异等特点。按照有无完整的细胞结构,可以将微生物分为以下三类。

(1) 非细胞型微生物:没有完整的细胞结构,缺乏产生能量的酶系统,如病毒。
(2) 原核细胞型微生物:有原始核,无核膜和核仁,缺乏完整的细胞器,如支原体、立克次体、衣原体和放线菌等。
(3) 真核细胞型微生物:细胞核分化程度较高,有核膜、核仁和染色体,有完整的细胞器,如真菌(酵母菌和霉菌等)。

(二) 革兰氏染色法观察微生物

革兰氏染色法的一般程序：涂片→干燥→固定→初染→媒染→脱色→复染→镜检。革兰氏染色法是最常用的一种鉴别细菌的染色法。通过染色，可以把细菌分为革兰氏阳性菌和革兰氏阴性菌两大类。

革兰氏染色原理：结晶紫初染和碘液媒染后，细菌细胞壁内形成不溶于水的结晶紫与碘复合物。革兰氏阳性菌由于细胞壁较厚、肽聚糖网层次较多且交联致密，故用乙醇或丙酮脱色处理时，因失水反而使网孔缩小，再加上其不含类脂，故乙醇处理后不会出现缝隙，能把结晶紫与碘复合物牢牢留在细胞壁内，使其仍呈紫色；而革兰氏阴性菌因细胞壁薄、细胞膜的类脂含量高、肽聚糖网层薄且交联度差，在用乙醇或丙酮脱色处理时，以类脂为主的细胞膜迅速溶解，薄而松散的肽聚糖网不能阻挡结晶紫与碘复合物的溶出，因此通过乙醇脱色后仍呈无色，再经番红等红色染料复染，就使其呈红色。

(三) 普通光学显微镜的结构及使用方法

1. 普通光学显微镜的结构　普通光学显微镜的结构见图1-1。

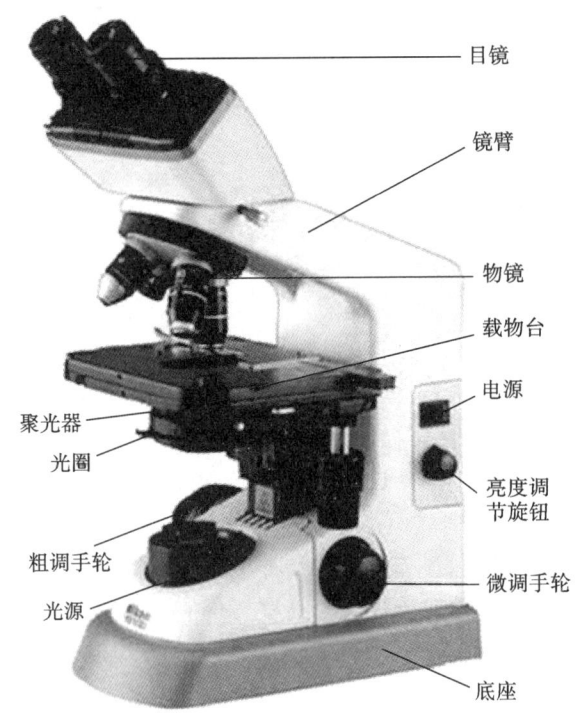

图1-1　普通光学显微镜的结构

2. 使用方法

(1) 取镜和安放。

①右手握住镜臂，左手托住底座。

②把显微镜放在实验台上（显微镜放在距实验台边缘7 cm左右处）。

③转动转换器，使低倍物镜（4×或10×）对准通光孔。

(2) 观察。

①把所要观察的玻片标本放在载物台上，用压片夹压住，使标本正对通光孔的中心。

②转动粗调手轮，将载物台调节到与镜头最接近处（眼睛看着物镜，以免物镜碰到玻片标

本)。调节粗调手轮,直到看清物像为止。再转动细调手轮,使看到的物像更加清晰。

③高倍物镜(40×)的使用:使用高倍物镜之前,必须先用低倍物镜找到观察的物像,并将其调到视野的正中央,然后再转动转换器换成高倍物镜。

④油镜(100×)的使用:调节镜头呈八字形,滴加一滴香柏油至玻片标本上,将油镜调节至对准通光孔,形成"油浸镜"状态(图1-2)。

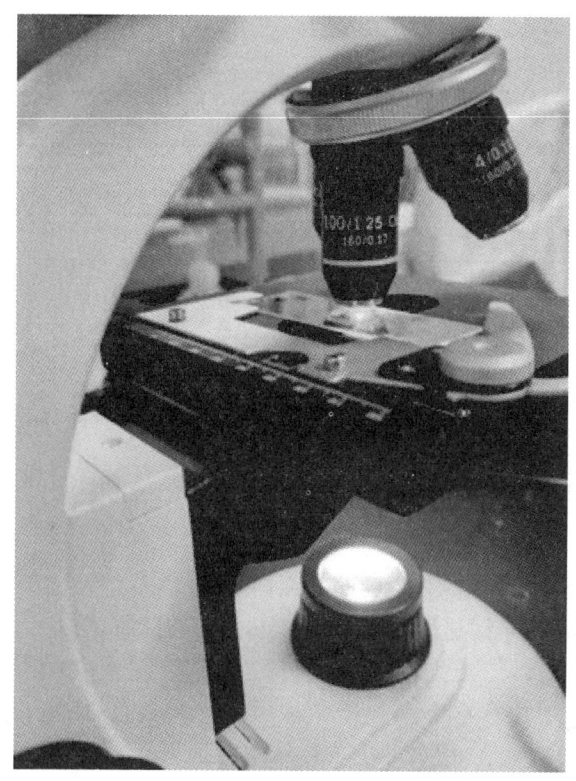

图1-2 "油浸镜"状态

(3)整理:使用完毕,把普通光学显微镜的外表擦拭干净。转动转换器,把两个物镜转到两旁,并将镜筒缓缓下降到最低处。使用二甲苯给油镜脱油。

三、任务准备

(1)试剂与材料检查清单见表1-1。

表1-1 试剂与材料检查清单

试剂与材料名称	状 态	检查结果	
革兰氏染液试剂盒	正常使用	合格□	不合格□
大肠埃希菌菌种	正常使用	合格□	不合格□
金黄色葡萄球菌菌种	正常使用	合格□	不合格□
未知菌种	正常使用	合格□	不合格□
接种环	正常使用	合格□	不合格□
载玻片	正常使用	合格□	不合格□
无菌生理盐水	正常使用	合格□	不合格□

续表

试剂与材料名称	状　态	检　查　结　果
酒精灯	正常使用	合格□　　不合格□
香柏油	正常使用	合格□　　不合格□
二甲苯	正常使用	合格□　　不合格□
擦镜纸	正常使用	合格□　　不合格□

（2）仪器设备检查清单见表1-2。

表 1-2　仪器设备检查清单

仪器设备名称	状　态	检　查　结　果
普通光学显微镜	正常使用	合格□　　不合格□

四、任务操作

（一）制片

1．涂片　用无菌接种环从固体培养基上菌苔表面蘸取少许菌体，混入载玻片上预先滴好的无菌生理盐水中，涂抹成直径1 cm左右的均匀薄层菌膜。若用菌液涂片，选取任一种菌种，直接用无菌接种环取菌液涂抹于载玻片上，涂布成直径1 cm左右的均匀薄层菌膜。

2．干燥　涂片后可以置于室温下自然干燥。

3．固定　手持载玻片的一端，有菌膜的一面向上，在酒精灯外焰层（温度最高部分）来回快速通过3~4次。固定时温度不能太高，以手背皮肤触及玻片标本时不感觉过烫为宜，冷却至室温后进行染色。

4．初染　固定后在玻片标本上滴加结晶紫染料进行染色，染液应将菌膜全部覆盖，染色1 min，参见图1-3。初染结束后，用水冲洗玻片标本背面，至流下的水无色为止，并将玻片标本上的积水轻轻甩净。

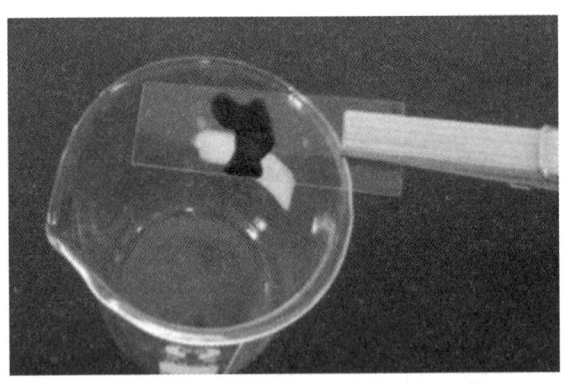

革兰氏染色

图 1-3　结晶紫染色

5．媒染　取碘液染色1 min，水洗。操作要点同初染。

6．脱色　取95%乙醇脱色30 s，水洗。操作要点同初染。

7．复染　取番红（红色染料）染色1 min，水洗，参见图1-4。操作要点同初染。

（二）镜检

用油镜观察玻片标本，图1-5至图1-8为革兰氏染色后显微镜下视野图。

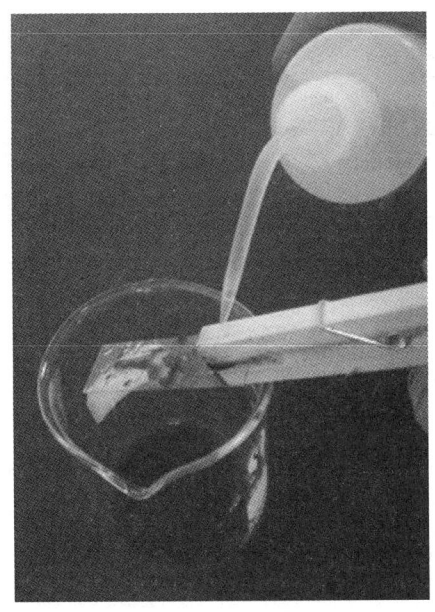

图 1-4　番红染色后水洗

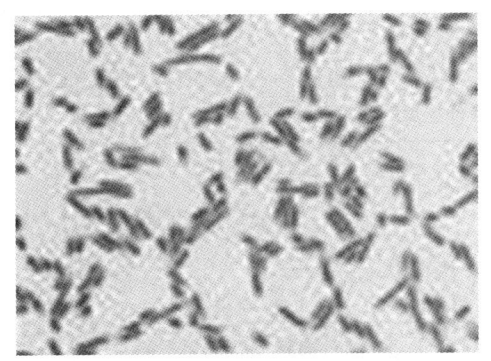

图 1-5　革兰氏阴性杆菌

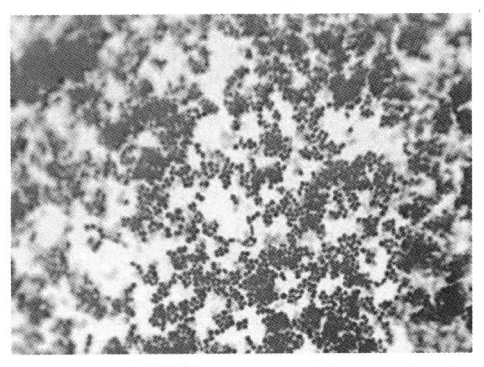

图 1-6　革兰氏阳性球菌

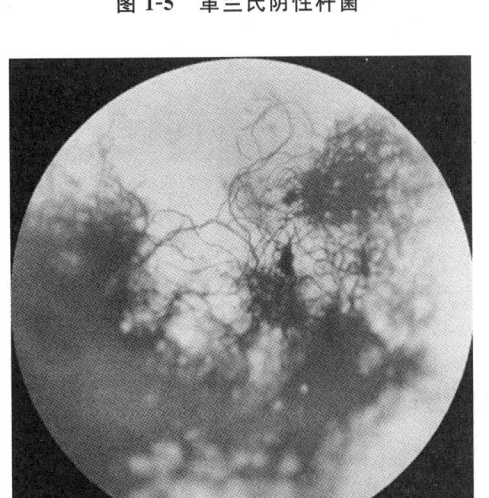

图 1-7　革兰氏阳性菌（链霉菌）

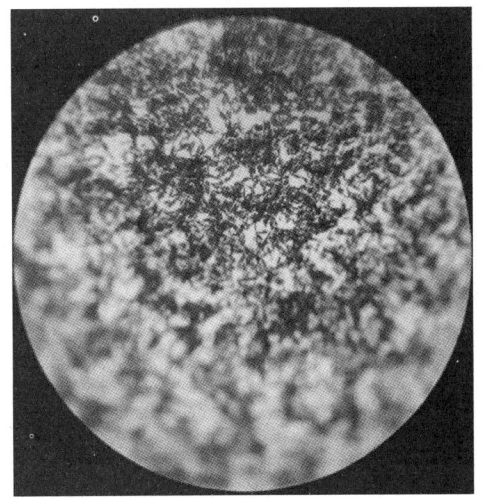

图 1-8　革兰氏阳性杆菌

(三)填写任务报告书

请认真填写任务报告书。

五、常见问题及注意事项

(1) 固定时温度不可过高。

(2) 染色时避免染液接触衣服及手部。

(3) 使用油镜时,避免镜头接触载玻片。

(4) 油镜使用后,应及时进行脱油处理。

六、任务结束和清场

任务结束和清场检查清单见表1-3。

表1-3 任务结束和清场检查清单

项 目	状 态	检查结果	
普通光学显微镜	清洁后关闭	合格□	不合格□
所用玻璃器皿	清洗干净	合格□	不合格□
废弃物	回收或放于指定位置	合格□	不合格□

七、任务评价

任务评价清单见表1-4。

表1-4 任务评价清单

评价阶段	序号	评价内容	评价标准	评价结果
操作前	1	明确任务要达到的目的	准确说出任务目的	
	2	明确任务原理	准确说出任务原理	
	3	明确任务的操作步骤	准确说出任务的操作步骤	
	4	任务所需试剂和仪器的准备	正确准备所需试剂和仪器	
操作中	5	操作过程	操作规范,方法正确	
	6	仪器的使用	操作规范,方法正确	
	7	操作现象的要求	操作中观察到的现象与要求一致	
	8	任务报告	任务报告规范完整,结果正确	
操作后	9	操作时间	按时完成	
	10	清场	按要求完成清场	

任务2 消毒与灭菌

扫码看PPT

一、学习目标

(一)知识目标

(1) 掌握消毒与灭菌的概念及微生物检验中常用的灭菌方法。

(2) 熟悉消毒与灭菌的方法。
(3) 了解消毒剂种类及影响消毒效果的因素。

(二) 能力目标

(1) 学会使用常用灭菌设备。
(2) 能根据消毒目的和对象选择适当的消毒方法并实施。
(3) 能根据灭菌对象选择正确的灭菌方法,并严格按照操作流程实施。
(4) 树立"无菌"环境的意识。

(三) 素质目标

(1) 具有良好的责任意识、团结协作的精神,提高学生服务国家、服务人民的社会责任感。
(2) 具有认真、细致、耐心的工作作风,培养学生的责任感,形成良好的职业道德、严谨的工作作风、实事求是的工作态度。
(3) 具有勤于思考、善于观察、善于学习的精神。
(4) 树立"无菌"环境的意识并践行社会主义核心价值观,培养学生的敬业精神。

二、知识链接

(一) 消毒

消毒是指杀灭微生物的繁殖体,但不能杀死芽孢等全部微生物的过程。

消毒的方法一般是用化学试剂浸泡或擦拭,这些化学试剂称为消毒剂。常用的消毒剂包括75%乙醇溶液、3%~5%的苯酚(石炭酸)溶液、2%甲酚皂(来苏儿)溶液、0.1%苯扎溴铵(新洁尔灭)溶液、1%高锰酸钾溶液等。用于消毒的药液染菌量<100 cfu,不得有致病菌;用于浸泡无菌器材的消毒液不得有菌。

(二) 灭菌

灭菌是用适当的物理或化学方法将物品中的微生物杀灭或除去。灭菌可杀灭物品中所有的微生物。常用的灭菌方法包括干热灭菌法、湿热灭菌法、气体灭菌法、辐射灭菌法和过滤除菌法。

无菌物品是指物品中不含任何活的微生物,但对于任何一批无菌物品而言,绝对无菌既无法保证也无法用实验来证实。一批物品的无菌特性只能通过物品中活微生物的概率来表述,即非无菌概率(PNSU)或无菌保证水平(SAL)。

1. 湿热灭菌法及其适用范围 湿热灭菌法系指将物品置于灭菌设备内,利用饱和蒸汽、蒸汽-空气混合物、蒸汽-空气-水混合物、过热水等,使微生物菌体中的蛋白质、核酸发生变性而被杀灭的方法。该法灭菌能力强,为热力灭菌法中最有效、应用最广泛的灭菌方法。流通蒸汽不能有效杀灭芽孢,一般可作为不耐热无菌产品的辅助处理手段,主要用于药品、容器、培养基、无菌衣、胶塞,以及其他遇高温和潮湿性能稳定的物品。

湿热灭菌常用设备为高压蒸汽灭菌锅,分为小型手提式、立式和卧式。小型手提式多为人工手动控制温度和灭菌时间,立式或卧式高压蒸汽灭菌锅多为半自动或全自动型,使用时可根据需要设置灭菌温度和时间。湿热灭菌的灭菌温度一般为 121.3 ℃,持续 20 min 可达到较好的灭菌效果。不能耐受 121.3 ℃ 的含糖培养基或注射液灭菌时可用 115 ℃,持续 30 min 或更长时间灭菌。

2. 辐射灭菌法及其适用范围 玻璃器皿灭菌前通常要用旧报纸或牛皮纸包扎好,然后进行干热或高压蒸汽灭菌。不同的器皿采用不同的包扎方法。

(1) 紫外线灭菌:紫外线能干扰微生物遗传物质 DNA 的复制,轻则导致微生物发生变异,重则导致其死亡。波长为 200~300 mm 的紫外线具有灭菌能力,其中波长为 256~266 nm 的紫外线灭菌力较强,无菌室、缓冲间和接种箱常用紫外灯对空气及物体表面灭菌。

(2) ^{60}Co 灭菌:将物品置于 ^{60}Co 辐射的 γ 射线中进行电离辐射而达到杀灭微生物的目的。医疗器械、器皿、生产辅助用品、不受辐射破坏的原料及成品等,均可用本法灭菌。γ 射线辐射灭菌所控制的参数主要是辐射剂量(指灭菌物品的吸收剂量)。^{60}Co 灭菌需要有专门的辐射源和相应的防护安全设备,要按有关规定建造使用基地,并由专门技术人员操作。

三、任务准备

(1) 试剂与材料检查清单见表 1-5。

表 1-5 试剂与材料检查清单

试剂与材料名称	状 态	检 查 结 果
锥形瓶	正常使用	合格□ 不合格□
胶塞	正常使用	合格□ 不合格□
牛皮纸	正常使用	合格□ 不合格□
旧报纸	正常使用	合格□ 不合格□
线绳	正常使用	合格□ 不合格□
玻璃培养皿	正常使用	合格□ 不合格□
消毒剂:75%乙醇溶液	正常使用	合格□ 不合格□
消毒剂:0.2%苯扎溴铵溶液	正常使用	合格□ 不合格□

(2) 仪器设备检查清单见表 1-6。

表 1-6 仪器设备检查清单

仪器设备名称	状 态	检 查 结 果
高压蒸汽灭菌锅	正常使用	合格□ 不合格□
超净工作台	正常使用	合格□ 不合格□

四、任务操作

(一) 立式高压蒸汽灭菌锅的灭菌操作

1. 通电与加水 接通电源,将控制面板上的电源开关按至 ON 处,低水位和缺水位灯均亮(低水位亮,说明蒸发锅内属于断水状态;缺水位亮,说明电源已正常输入本机)。打开锅盖,将纯化水加入蒸发锅内,同时观察控制面板上的水位灯,当加水至低水位灯和缺水位灯相继熄灭,应继续加水至高水位灯亮时再停止加水。

2. 装锅 将待灭菌培养基放入内层锅中,不要过满或太挤,盖好锅盖,将螺旋柄旋紧。确认放气阀或排气阀处于开放状态,安全阀处于关闭状态。

3. 设定温度与时间 通电后控制面板上的数显窗亮,通过上层红色的数显可读取温度及工作状态,下层绿色的数显是灭菌温度和时间的设定数值。超出范围时,将由安全阀控制灭菌室内的泄压及恒温。时间运行采用倒计时形式,当灭菌室内达到所设定的温度时,计时器才开始计时。

4. 灭菌程序控制 灭菌温度、时间设定完毕,即进入灭菌循环程序,控制面板上的加热灯亮,显示灭菌锅在正常加热升温。当放气阀或排气阀放汽几分钟后,关闭放气阀或排气阀,灭菌锅会继续加热升温、升压。显示变为保温状态的同时,自动控制系统开始灭菌倒计时。

5. 断电与泄压 灭菌完成,电控装置将自动关闭加热系统,并伴有蜂鸣提醒,将保温时间切换显示成 End。此时,应将控制面板上电源开关按至 OFF 处,关闭电源。待压力表指针回落归零后,开启排气总阀,放净高压锅内余汽。立式高压蒸汽灭菌锅见图 1-9。

6. 出锅 排汽完毕,即可扭松盖上螺旋柄使锅盖松动。此时将锅盖提高 1~2 cm,不必推开锅盖,目的是借锅内余热将包装纸等烘干。待 15~20 min 后推开锅盖,取出灭菌物品。

(二)超净工作台的消毒灭菌

使用超净工作台前,应先处理操作区表面积累的微生物,再开启紫外线灭菌灯灭菌(一般照射 30 min),参见图 1-10。

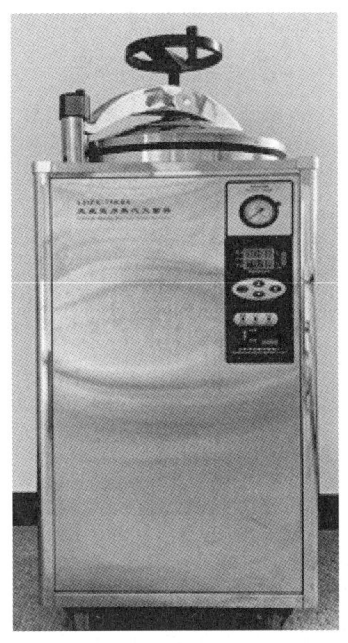

图 1-9 立式高压蒸汽灭菌锅

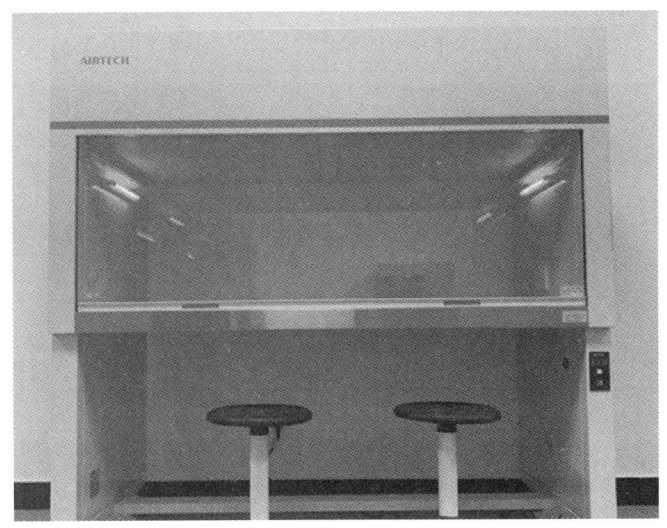

图 1-10 超净工作台紫外线灭菌

紫外线灭菌完成后,所有进入操作区内的物品必须是无菌的,工作人员的手臂和手掌进入操作区前也要消毒,常用 75% 乙醇棉球消毒。

五、常见问题及注意事项

(1)在高压蒸汽灭菌锅内放置灭菌物品时,严禁堵塞安全阀和放汽阀。

(2)灭菌结束时,若压力表指针已归零,而锅盖不易开启,可将放汽阀置于放汽位,使外界空气进入灭菌锅内,消除真空后,锅盖即可打开。

(3)紫外线灭菌灯开启时间较长时,可激发空气中的氧分子缔合成臭氧分子。这种气体成分有很强的灭菌作用,可以对紫外线没有直接照到的角落产生灭菌效果。但臭氧有碍健康,在使用超净工作台之前应先关掉紫外线灭菌灯,十几分钟后再操作。

六、任务结束和清场

任务结束和清场检查清单见表 1-7。

表 1-7 任务结束和清场检查清单

事 项	状 态	检查结果	
所用玻璃器皿	清洗干净	合格□	不合格□
高压蒸汽灭菌锅	清洁后关闭	合格□	不合格□
超净工作台	清洁后关闭	合格□	不合格□
废弃物	回收或放于指定位置	合格□	不合格□

七、任务评价

任务评价清单见表 1-8。

表 1-8 任务评价清单

评价阶段	序号	评价内容	评价标准	评价结果
操作前	1	明确任务要达到的目的	准确说出任务目的	
	2	明确任务原理	准确说出任务原理	
	3	明确任务的操作步骤	准确说出任务的操作步骤	
	4	任务所需试剂和仪器的准备	正确准备所需试剂和仪器	
操作中	5	操作过程	操作规范,方法正确	
	6	仪器的使用	操作规范,方法正确	
	7	操作现象的要求	操作中观察到的现象与要求一致	
	8	任务报告	任务报告规范完整,结果正确	
操作后	9	操作时间	按时完成	
	10	清场	按要求完成清场	

任务 3 配制培养基

扫码看 PPT

一、学习目标

(一)知识目标

(1)掌握培养基的配制方法。
(2)熟悉微生物的营养要素及培养基的分类。
(3)了解常见的培养基配方。

(二)能力目标

(1)学会配制培养微生物所用的各种培养基。

(2) 学会培养微生物器皿的常用包扎方法。
(3) 学会无菌操作技术。
(4) 树立"无菌"环境的意识。

(三) 素质目标

(1) 具有良好的责任意识、团结协作的精神,提高学生服务国家、服务人民的社会责任感。
(2) 具有认真、细致、耐心的工作作风,培养学生的责任感,形成良好的职业道德、严谨的工作作风、实事求是的工作态度。
(3) 具有勤于思考、善于观察、善于学习的精神。
(4) 树立"无菌"环境的意识并践行社会主义核心价值观,培养学生的敬业精神。

二、知识链接

(一) 培养基

培养基是把微生物生长、繁殖所需要的营养物质按适当的比例配制而成的营养基质,微生物能在其中生长、繁殖。微生物生长需要的营养要素包括水、碳源、氮源、无机盐、生长因子,因此培养基中应包含以上营养要素。培养基按物理性状分为3种。①液体培养基:按照培养基配方配制,未加任何凝固剂,呈液态。一般供增菌培养和生化实验用。②半固体培养基:在液体培养基中加入0.2%～0.8%琼脂,使培养基呈半固体状态,多用于观察微生物的生长状态、运动性、生化反应,以及短期保藏菌种。③固体培养基:在液体培养基中加入1.5%～2.0%琼脂,使培养基变成固体状态。一般加入培养皿或试管中,制成培养微生物的平板或斜面,用于分离、纯化、研究菌落形态、计数等。

(二) 配制培养基

1. 计算 根据配方或使用说明,计算出实验中各种试剂所需要的量。

2. 称量、溶解 按计算结果称取各组分,加蒸馏水溶解,补充蒸馏水至所需的总体积。

3. 校正 pH 不同的培养基要求的 pH 不同,故培养基配制后,如与所需的 pH 不符,在分装灭菌前,可用酸液(盐酸、硫酸等)或碱液(氢氧化钠等)进行校正。对干燥培养基也必须测量 pH,高压蒸汽灭菌前的 pH 值应比最终要求的 pH 高 0.2～0.3。

4. 分装 根据需要可把培养基分装于锥形瓶、试管、培养皿等容器中。因灭菌过程水分蒸发,若装量要求精确或灭菌后还要加入其他成分,应在灭菌后再分装。各种培养基的分装要求如下。

(1) 液体培养基:一般灭菌前根据实验需要的培养基量分装,制备菌悬液的培养基一般分装于试管,装量约为试管容积的1/3。

(2) 半固体培养基:一般灭菌前根据实验需要的培养基量分装于试管,装量约为试管容积的1/3。

(3) 固体培养基:一般分装于 250 ml、500 ml 的锥形瓶中,分装量不得超过容器的 2/3,以免灭菌时溢出。

5. 灭菌 培养基配制后应在 2 h 内灭菌,避免细菌繁殖。常使用高压蒸汽灭菌法,一般采用 121 ℃、15～30 min 或 115 ℃、20～40 min 进行灭菌。

6. 摆放斜面 将灭菌后的试管培养基冷却至 50 ℃左右,将试管胶塞端摆在棒状物上,摆放形成的培养基斜面的长度以不超过试管总长度的一半为宜(图 1-11)。

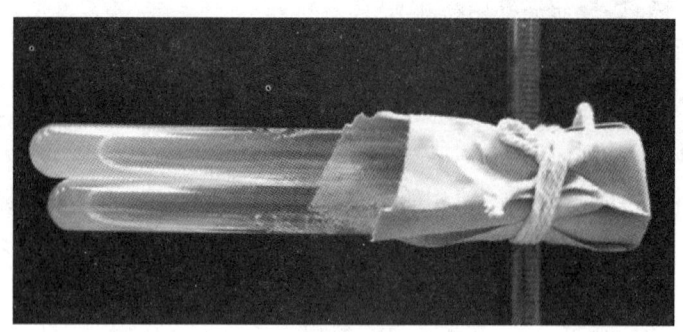

图1-11 摆放斜面培养基

(三) 玻璃容器的包扎

玻璃器皿使用前通常要用旧报纸或牛皮纸包扎好,然后采用干热或高压蒸汽法灭菌。不同的器皿采用不同的包扎方法。

1. 试管的包扎 试管管口应塞棉塞、胶塞或试管帽。为了防止灭菌时进水,在塞子外面再用牛皮纸包扎,一般7个为一捆,以线绳捆绑在试管壁上,湿热或干热灭菌(图1-12)。

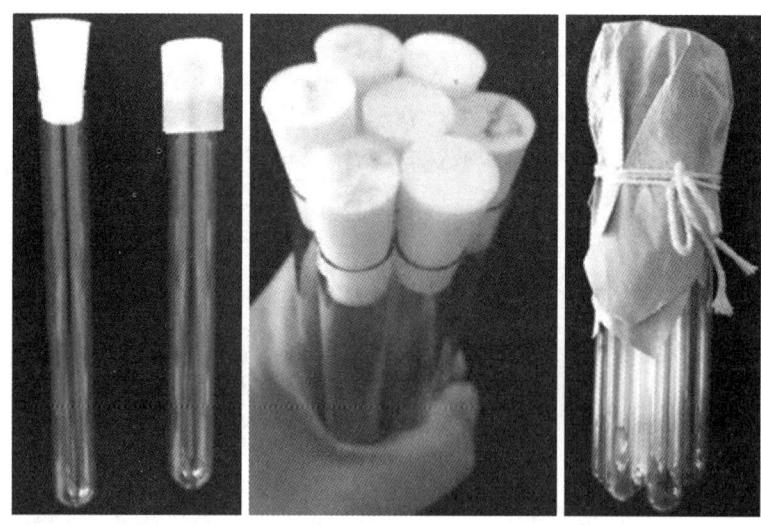

图1-12 试管的包扎示意图

2. 培养皿的包扎 培养皿通常10个一组,用旧报纸卷紧,两头压折好,或放入灭菌筒,采用高压蒸汽法灭菌,也可将培养皿放入灭菌筒中干热灭菌。

3. 移液管的包扎 移液管应在顶端塞一长1~2 cm的棉花少许,以防止微生物液倒吸污染环境。棉花的松紧程度以吹气时通气流畅而不下滑为准。然后,准备8~10 cm宽的长条纸,左边回折6 cm,形成双层,将吸管尖端放在纸条双层的一端,约与纸条成45°。再折叠纸条,包住吸管尖端,然后将吸管紧紧卷入纸条内,末端剩余纸条折叠(图1-13)。

4. 锥形瓶等的包扎 锥形瓶、茄形瓶等的包扎与试管的包扎相同,即以棉塞或胶塞塞口,再用牛皮纸包住扎紧(图1-14)。锥形瓶、茄形瓶瓶口上的棉塞或胶塞,可过滤空气,防止杂菌侵入。

三、任务准备

(1) 试剂与材料检查清单见表1-9。

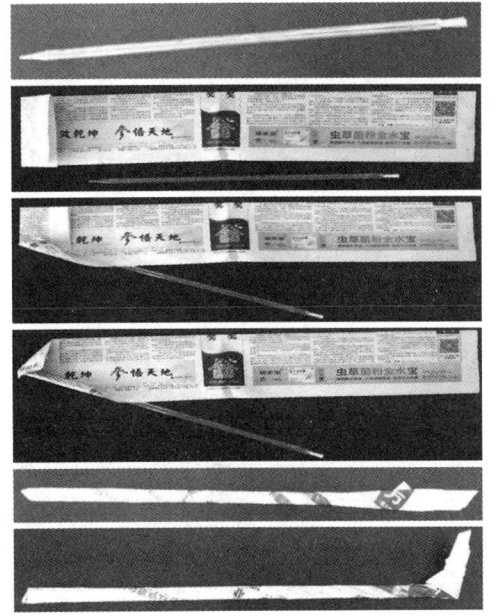

图 1-13 移液管包扎示意图

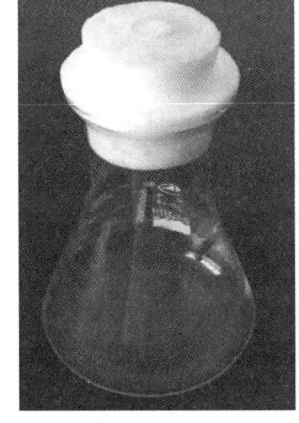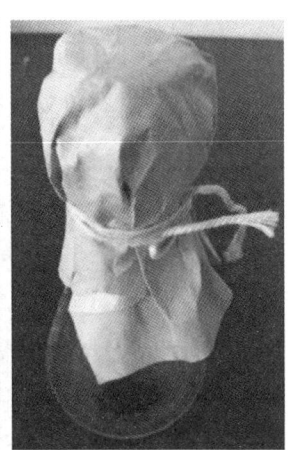

图 1-14 锥形瓶包扎示意图

表 1-9 试剂与材料检查清单

试剂与材料名称	状　态	检　查　结　果
营养肉汤培养基	批号：	合格□　不合格□
营养琼脂培养基	批号：	合格□　不合格□
琼脂	批号：	合格□　不合格□
酒精灯	正常使用	合格□　不合格□
试管	正常使用	合格□　不合格□
移液管	正常使用	合格□　不合格□
锥形瓶	正常使用	合格□　不合格□
胶塞	正常使用	合格□　不合格□
牛皮纸	正常使用	合格□　不合格□
旧报纸	正常使用	合格□　不合格□
线绳	正常使用	合格□　不合格□
一次性无菌培养皿	正常使用	合格□　不合格□

（2）仪器设备检查清单见表 1-10。

表 1-10 仪器设备检查清单

仪器设备名称	状　态	检　查　结　果
高压蒸汽灭菌锅	正常使用	合格□　不合格□

四、任务操作

（一）包扎技术

（1）试管及锥形瓶的包扎。

(2)移液管的包扎。

(二)配制培养基

1. 配制液体培养基 称量营养肉汤适量,置于烧杯中,加入 200 ml 纯化水,校正 pH,分装于试管中,加塞、包扎,121 ℃、20 min 灭菌。

2. 配制固体培养基 称量营养琼脂适量,置于烧杯中,加入 200 ml 纯化水,加热溶解,校正 pH,分装于试管中,加塞、包扎,121 ℃、20 min 灭菌。灭菌结束后,倾斜放置,形成斜面,上沿不超过试管的 1/2 处。

称量营养琼脂适量,置于锥形瓶中,加入 100 ml 纯化水,校正 pH,加塞、包扎,121 ℃、20 min灭菌。灭菌结束后,倒平板。

倒平板的方法有两种,分别是皿加法和手持法(图 1-15)。手持法具体操作:将溶化的固体培养基冷却至 50 ℃左右,采用无菌操作技术将培养基倒入培养皿中 15~20 ml。倒培养基时右手拿盛有培养基的锥形瓶底部,左手持培养皿,小指与手掌之间夹住棉塞。在火焰旁拔取棉塞,瓶口通过酒精灯火焰,此时稍打开培养皿盖(以容纳锥形瓶口为限)。将锥形瓶口放入皿内稍冷却后,将培养基倒入,盖好培养皿盖,水平静置,待其凝固。

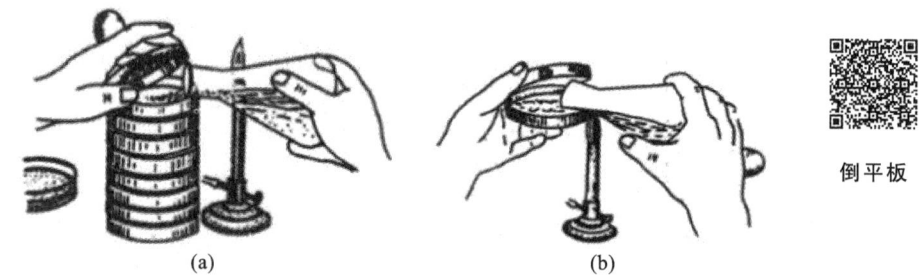

倒平板

图 1-15 倒平板

(a)皿加法;(b)手持法

3. 配制半固体培养基 称量适量营养肉汤和琼脂(0.3%~0.5%)置于烧杯中,加入 200 ml 纯化水,加热溶解,校正 pH,分装于试管中,加塞、包扎,121 ℃、20 min 灭菌。灭菌结束后,直立放置。

五、常见问题及注意事项

(1)倒平板时,培养基温度应在 50 ℃左右。

(2)近火焰操作时,应注意安全。

六、任务结束和清场

任务结束和清场清单见表 1-11。

表 1-11 任务结束和清场清单

事 项	状 态	检查结果	
所用玻璃器皿	清洗干净	合格□	不合格□
高压蒸汽灭菌锅	清洁后关闭	合格□	不合格□
废弃物	回收或放于指定位置	合格□	不合格□

七、任务评价

任务评价清单见表1-12。

表1-12 任务评价清单

评价阶段	序号	评价内容	评价标准	评价结果
操作前	1	明确任务要达到的目的	准确说出任务目的	
	2	明确任务原理	准确说出任务原理	
	3	明确任务的操作步骤	准确说出任务的操作步骤	
	4	任务所需试剂和仪器的准备	正确准备所需试剂和仪器	
操作中	5	操作过程	操作规范,方法正确	
	6	仪器的使用	操作规范,方法正确	
	7	操作现象的要求	操作中观察到的现象与要求一致	
	8	任务报告	任务报告规范完整,结果正确	
操作后	9	操作时间	按时完成	
	10	清场	按要求完成清场	

任务4 分离纯化和培养微生物

扫码看PPT

一、学习目标

(一)知识目标

(1)熟悉常用接种工具的使用方法及微生物分离纯化的原理。
(2)掌握常用的几种微生物接种方法及菌种分离纯化的方法。
(3)了解培养微生物的方法。

(二)能力目标

(1)能正确进行无菌操作。
(2)能正确进行微生物接种。
(3)能正确进行微生物菌种的分离纯化。
(4)树立"无菌"环境的意识。

(三)素质目标

(1)具有良好的责任意识、团结协作的精神,提高学生服务国家、服务人民的社会责任感。
(2)具有认真、细致、耐心的工作作风,培养学生的责任感,形成良好的职业道德、严谨的工作作风、实事求是的工作态度。
(3)具有勤于思考、善于观察、善于学习的精神。
(4)树立"无菌"环境的意识并践行社会主义核心价值观,培养学生的敬业精神。

二、知识链接

(一)微生物接种技术

微生物接种技术是进行微生物实验和相关研究中的一项基本操作技能,必须在一个无杂菌污染的环境中进行严格的无菌操作。接种目的不同,所采用的方法不同,使用的接种工具也有区别。

(二)常用的微生物接种工具

常用的微生物接种工具有接种环、接种钩、接种针、接种铲、玻璃涂布器等,此外,还有移取菌液所使用的移液管、移液器吸头,以及专用于从沙土管中移植菌种的接种圈等(图1-16)。

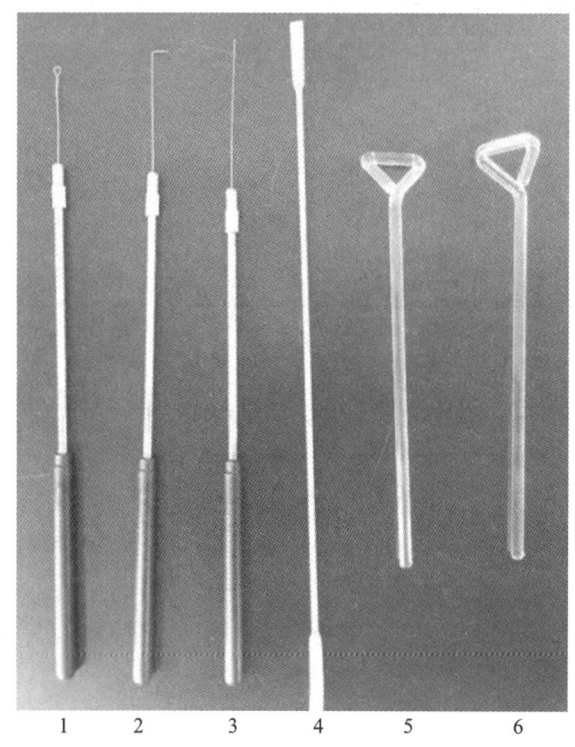

图1-16 常用接种工具

1—接种环;2—接种钩;3—接种针;4—接种铲;5、6—玻璃涂布器

(三)常用的接种方法

1. 斜面接种法 斜面接种法是从生长好的单独菌落或菌种斜面上挑取少量菌种,移植至另一支新鲜斜面培养基上的一种接种方法。此法可以培养大量菌体,供实验或保存菌种用。

(1)准备工作:接种前在距试管口2~3 cm处贴上标签(或用记号笔),注明菌名、接种人姓名、接种日期等;再转动棉塞,以备接种时易拔取;点燃酒精灯。

(2)接种(以斜面传至斜面为例)。

①手持试管:用左手大拇指和其他四指将菌种管和待接试管握在手中,试管口向上,并使斜面处于水平状态。

②接种环灭菌:先将接种环端烧热,然后将接种环提起,垂直放在火焰上,待接种环烧红,再将其斜持,沿环端向上将能深入试管的金属柄部分来回通过火焰数次。

③取菌:用右手的无名指、小指和手掌取下菌种管和待接试管的棉塞,然后将灭菌后的接种

环伸入菌种管,于无菌处冷却,轻轻蘸取少量菌体或孢子,再将接种环移出(注意不要使接种环碰到试管壁、火焰)。

④接种:在火焰旁迅速将取过菌的接种环伸入待接试管斜面,从底部划"Z"线,直划到斜面上缘,注意不要划破培养基。为了观察不同菌种的生长特点,可用接种针在待接试管的中央仅划一条直线来接种,也可以用接种针在斜面培养基的中央划一条直线,后从底部划"Z"线,直划到斜面上缘。

⑤移出接种环,试管口在火焰上迅速灼烧后,在火焰旁将棉塞盖上。注意,塞棉塞时应保持试管不动,以免移动时不洁空气污染试管。

⑥接种环灼烧灭菌后放回试管架,将试管的棉塞塞紧,放入恒温培养箱中培养。

如果是将分离纯化得到的单菌落接种至斜面培养基,应先用灭菌后的接种环挑取已选好的菌落,注意切勿触及其他菌落。其他操作同上。

2. 液体接种法

(1) 斜面菌种接种至液体培养基:如接种量小,可按斜面接种法取菌,然后移入试管(或锥形瓶),先于近液面的管壁上将细菌研匀,再接种到液体培养基,盖好棉塞并将液体培养基轻轻摇动,使菌体均匀分布,在适宜条件下培养。如接种量大,先将定量的无菌水注入斜面菌管中,再用接种环把菌苔刮下,研开,待接试管口在火焰上灭菌,在火焰旁把菌悬液倒入液体培养基中,盖好棉塞,在适宜条件下培养。

(2) 液体培养物接种至液体培养基:根据不同的实验目的,可采用不同的实验方法,如用无菌的移液管或移液器吸头采用无菌操作技术吸取菌液接种等。若直接把培养物倒入液体培养基中,应注意无菌操作;可利用高压空气,通过特殊的装液装置把液体培养物注入液体培养基中。

3. 穿刺接种法 此法多用于半固体培养基、固体培养基等,可作为菌种保藏的一种方式,也可检查细菌的运动能力或用于特殊实验等,适宜细菌和酵母菌的接种培养。

采用无菌操作技术,用接种针(必须挺直)从菌种斜面上挑取少量菌体(或菌落、菌液),由固体或半固体培养基的中央处直刺至接近管底(注意不要穿透),沿原路线拔出接种针,盖好棉塞,在适宜条件下培养,参见图1-17。

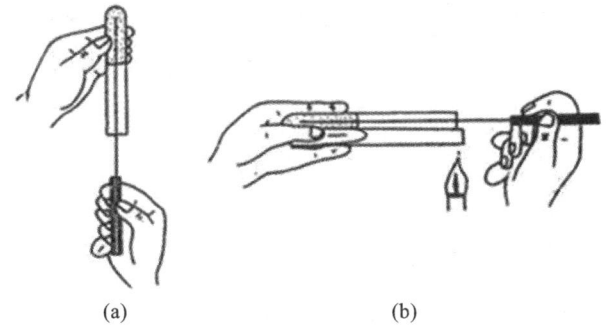

图 1-17　穿刺接种示意图
(a)垂直法;(b)水平法

(四) 微生物的分离纯化

分离纯化的目的是从混杂的微生物群体中获得纯种微生物。纯培养是利用和研究微生物的第一步,是微生物工作中最重要的一个环节。分离纯化的基本原理是通过一定的方法,使菌体浓度得到稀释,使微生物的细胞或芽孢以单独的状态存在,在适宜的条件下形成菌落。如果将其接种到适宜的培养基上,就得到了纯种的微生物。常采用的稀释方法有平板划线法、涂布平板法、倾注平板法、液体稀释法、富集培养法、单细胞分离法。分离方法的选择可依目的菌的数量、类型而定。现主要介绍稀释法。

1. 平板划线法或涂布平板法 将溶化后的无菌固体培养基,采用无菌操作技术倒入无菌培养皿,冷却凝固后即为平板,又称培养平板。用接种环采用无菌操作技术蘸取少许待分离材料,在平板表面进行连续划线或分区划线,在适宜的条件下培养。观察划线开始部分,微生物往往连在一起,但随着划线的进行,菌落数逐渐减少,最后可能形成单个孤立的菌落,可获得纯培养物。该法操作简便,所需设备少,是纯培养分离的常用方法。

用玻璃涂布棒代替接种环在平板表面涂布,称为涂布平板法。若涂布适宜,微生物也能一一分散,可在平板表面得到单菌落。

(1)平板划线法:因平板划线时4个区有不同的作用,故4个区的面积也不应等同,应是D>C>B>A。D区是单菌落的主要分布区,所以面积应最大。另外,在划线时,不要划破培养基,划D区线条时切勿再同A、B、C区的线条相接触,否则达不到分离的目的。

①划A区:接种环灭菌、稍冷却,蘸取少量待分离的混合菌液,先在平板的A区划3~5条平行线,再烧掉接种环剩余的菌种。

②划其他各区:将灭菌后的接种环在平板培养基边缘冷却,然后将平板转动一定角度(约60°),用灭过菌的接种环通过A区向B区做来回平行划线;同样灭菌后,由B区向C区划线,由C区向D区划线(注意区与区的线条间夹角最好为120°,这样可使D区线条与A区线条平行,可避免这两区的线条相接触)。

③将培养皿倒置于37 ℃恒温培养箱中培养,24 h后观察结果,从中挑选单菌落,移接到适当的斜面培养基上,经培养后即为纯种微生物。学生作品展示见图1-18。

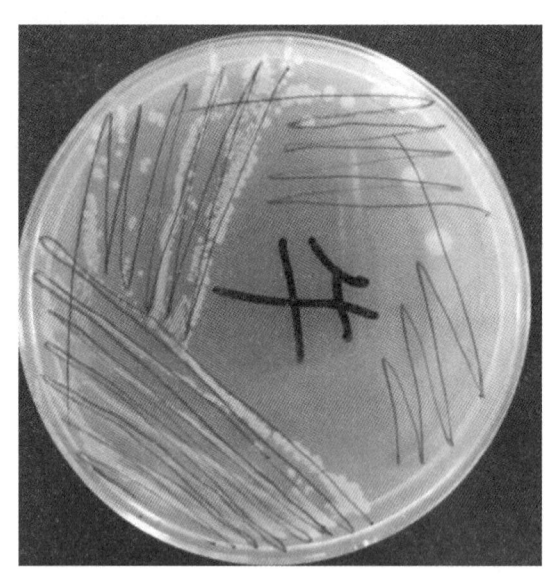

图1-18 平板划线法学生作品展示

(2)涂布平板法:取一支移液管,移取0.1 mL混合菌液,加在已制好的平板上,用玻璃涂布棒将菌液在平板上充分混匀涂布。再将平板倒置于37 ℃恒温箱中培养,24 h后观察结果,从中挑选单菌落,移接到适当的斜面培养基上,经培养后即为纯种微生物。

2. 倾注平板法 先将待分离的材料用无菌水做一系列的梯度稀释,然后分别取不同稀释度的稀释液少许,与已溶化并冷却至50 ℃左右的固体培养基混匀后倾注倒平板,在适宜的温度下培养一段时间(图1-19)。如果稀释得当,在平板表面或培养基内部就可出现分散的单菌落。挑取单菌落或重复以上操作,即可获得纯种微生物。

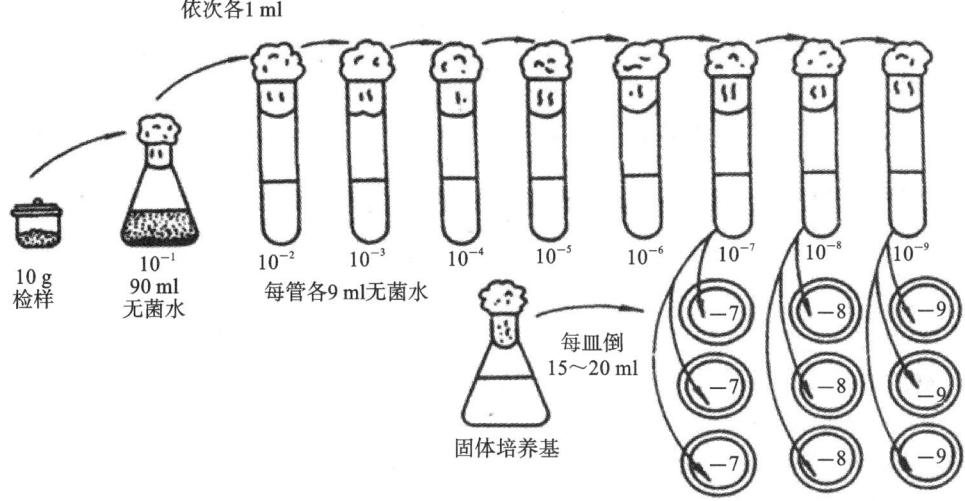

图1-19 梯度稀释示意图

三、任务准备

(1) 试剂与材料检查清单见表1-13。

表1-13 试剂与材料检查清单

试剂与材料名称	状 态	检 查 结 果	
大肠埃希菌培养物	正常使用	合格□	不合格□
营养琼脂平板	正常使用	合格□	不合格□
营养琼脂斜面试管	正常使用	合格□	不合格□
营养肉汤半固体培养基试管	正常使用	合格□	不合格□
营养肉汤液体培养基试管	正常使用	合格□	不合格□
接种环	正常使用	合格□	不合格□
接种针	正常使用	合格□	不合格□
酒精灯	正常使用	合格□	不合格□
旧报纸	正常使用	合格□	不合格□
移液管	正常使用	合格□	不合格□
试管及胶塞	正常使用	合格□	不合格□
移液器	正常使用	合格□	不合格□
营养琼脂培养基	批号:	合格□	不合格□
一次性无菌培养皿	正常使用	合格□	不合格□
消毒剂:75%乙醇溶液	正常使用	合格□	不合格□
消毒剂:0.2%苯扎溴铵溶液	正常使用	合格□	不合格□
消毒剂:3%来苏儿	正常使用	合格□	不合格□

(2) 仪器设备检查清单见表1-14。

表1-14　仪器设备检查清单

仪器设备名称	状　　态	检 查 结 果	
高压蒸汽灭菌锅	正常使用	合格□	不合格□
超净工作台	正常使用	合格□	不合格□
恒温培养箱	正常使用	合格□	不合格□

四、任务操作

(一) 微生物接种操作

1. 斜面接种法

(1) 灭菌接种环,放凉。

(2) 菌种管取菌。

(3) 接种环伸入试管斜面底部,在水平方向,从试管斜面底部沿斜面中间画一条线,后从内向外蛇形划线,或只进行蛇形划线接菌。

(4) 灭菌接种环。

(5) 将接种后的试管置于37 ℃恒温培养箱中培养18～24 h,并定时观察菌体生长情况。

2. 液体接种法

(1) 灭菌接种环,放凉。

(2) 菌种管取菌。

(3) 伸入液面以下,与管壁接触,并上下摩擦一下,接菌。

(4) 灭菌接种环。

(5) 将试管置于37 ℃恒温培养箱中培养18～24 h,并定时观察菌体生长情况。

3. 穿刺接种法

(1) 灭菌接种针,放凉。

(2) 菌种管取菌。

(3) 接种针沿水平方向或垂直方向,从中轴线穿至距试管底部约1 cm处,原路返回。

(4) 灭菌接种针。

(5) 将试管置于37 ℃恒温培养箱中培养18～24 h,并定时观察菌体生长情况。

(二) 分离纯化和培养微生物

1. 平板划线法

(1) 灭菌接种环,放凉。

(2) 菌种管取菌。

(3) 先在A区划线,灭菌接种环,放凉;再在B区划线,灭菌接种环,放凉;接着在C区划线,灭菌接种环,放凉;最后在D区划线。

(4) 灭菌接种环。

(5) 将培养皿倒置于37 ℃恒温培养箱中培养18～24 h,并定时观察单菌落生长情况。

2. 倾注平板法

(1) 开启超净工作台,灭菌后使用。

(2) 编号:取装有9 ml无菌水的试管8支,依次编为10^{-1}、10^{-2}、……、10^{-8}。再取无菌空

培养皿分别编为10^{-6}、10^{-7}、10^{-8},并在培养皿底标记好班级和姓名等,每个稀释度做3个平行。

(3)稀释:用1支灭菌后的移液管或移液器吸头,按无菌操作法取1 ml 混合菌液于10^{-1}试管中(注意接液管的尖端不能接触10^{-1}试管中液体),随即放入指定容器内。另取1支1 ml灭菌后的移液管或移液器吸头,在10^{-1}试管中来回吹吸数次,混匀后吸取1 ml 菌液至10^{-2}试管中,重复以上操作,直至达到10^{-8}的稀释度为止。

(4)加样:用灭菌后的移液管或移液器吸头分别吸取10^{-6}、10^{-7}、10^{-8} 3个稀释度的菌液各1 ml,对应加入已编号的无菌空培养皿中,再加入溶化后冷却至50 ℃左右的琼脂培养基15~20 ml,轻轻摇转,静置,使其凝成平板。

(5)培养:将培养皿倒置于37 ℃恒温培养箱中培养18~24 h,并定时观察单菌落生长情况。

3. 涂布平板法 取灭菌后的移液管或移液器吸头,分别移取0.1 mL 10^{-5}、10^{-6}、10^{-7}菌液,加在已制好的平板上,用玻璃涂布棒将菌液在平板上充分混匀涂布。再将接种后的平板倒置于37 ℃恒温培养箱中培养18~24 h,并定时观察单菌落生长情况。

(三)手指消毒前后的细菌检查

在超净工作台火焰旁的无菌区,将未消毒的手指,在营养琼脂平板上涂抹(约占平板面积的1/2)。将手指浸入3%来苏儿中3~5 min,然后用乙醇棉球擦拭手指,待手指干后,立即在平板的另一半涂抹。将上述平板置于37 ℃恒温培养箱中,倒置培养24 h,观察结果。

(四)飞沫中的细菌检查

取营养琼脂平板一个,在超净工作台火焰旁无菌区打开皿盖,将平板置于口前,对准口腔位置,咳嗽2次后,将皿盖子盖好。将上述平板置于37 ℃恒温培养箱(图1-20)中,倒置培养24 h,观察结果。

五、常见问题及注意事项

(1)划线时,左手持培养皿底,使其尽量直立(勿将平面向上),以免空气中杂菌落入。

(2)在近火焰周围的无菌区操作,然后立即灼烧接种环。

(3)在培养时,需将平板倒置,目的是避免培养过程中冷凝水从皿盖滴下,冲洗菌落,影响实验结果。

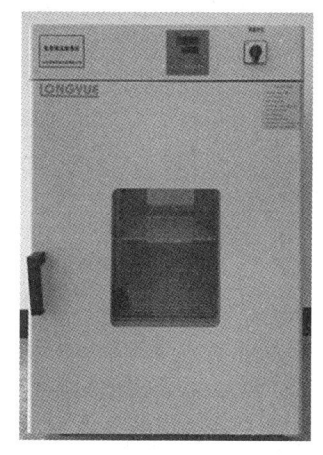

图1-20 恒温培养箱

(4)穿刺接种时,接种时切勿搅动,以免因接种线不整齐而使结果不准确。

六、任务结束和清场

任务结束和清场清单见表1-15。

表1-15 任务结束和清场清单

事 项	状 态	检查结果	
所用玻璃器皿	清洗干净	合格☐	不合格☐
恒温培养箱	清洁后关闭	合格☐	不合格☐
高压蒸汽灭菌锅	清洁后关闭	合格☐	不合格☐
超净工作台	清洁后关闭	合格☐	不合格☐
废弃物	回收或放于指定位置	合格☐	不合格☐

七、任务评价

任务评价清单见表1-16。

表1-16 任务评价清单

评价阶段	序号	评价内容	评价标准	评价结果
操作前	1	明确任务要达到的目的	准确说出任务目的	
	2	明确任务原理	准确说出任务原理	
	3	明确任务的操作步骤	准确说出任务的操作步骤	
	4	任务所需试剂和仪器的准备	正确准备所需试剂和仪器	
操作中	5	操作过程	操作规范,方法正确	
	6	仪器的使用	操作规范,方法正确	
	7	操作现象的要求	操作中观察到的现象与要求一致	
	8	任务报告	任务报告规范完整,结果正确	
操作后	9	操作时间	按时完成	
	10	清场	按要求完成清场	

任务5 微生物生长的测定

扫码看PPT

一、学习目标

(一) 知识目标

(1) 掌握常见微生物生长的测定方法。
(2) 熟悉微生物生长测定方法的适用范围和特点。
(3) 了解微生物生长繁殖的概念和意义。

(二) 能力目标

(1) 能根据微生物的生长规律选择相应的检测方法。
(2) 能够正确操作,检测微生物的生长。
(3) 树立"无菌"环境的意识。

(三) 素质目标

(1) 具有良好的责任意识、团结协作的精神,提高学生服务国家、服务人民的社会责任感。
(2) 具有认真、细致、耐心的工作作风,培养学生的责任感,形成良好的职业道德、严谨的工作作风、实事求是的工作态度。
(3) 具有勤于思考、善于观察、善于学习的精神。
(4) 树立"无菌"环境的意识并践行社会主义核心价值观,培养学生的敬业精神。

二、知识链接

微生物生长的测定方法有计数法、重量法和生理指标法等。

1. 计数法 计数法通常用来测定样品中所含细菌、孢子、酵母菌等单细胞微生物的数量,主要包括直接计数法和间接计数法,除此之外,还有膜过滤法和比浊法。

(1) 直接计数法:取定量稀释后的单细胞培养物悬液放置在血细胞计数器(适用于细胞个体形态较大的单细胞微生物,如酵母菌等)或细菌计数板(适用于细胞个体形态较小的细菌)上,在显微镜下计数一定体积中的平均细胞数,换算出供测样品的细胞数。

(2) 间接计数法。

①平板菌落计数法:此法是基于每一个分散的活细胞在适宜的培养基中具有生长繁殖并能形成一个菌落的能力,因此,菌落数就是待测样品所含的活菌数。将单细胞微生物待测液经10倍系列稀释后,将一定浓度的稀释液定量地接种到琼脂平板培养基上培养,长出的菌落数就是稀释液中含有的活菌数,据此可以计算出供测样品中的活菌数。

②液体稀释最大可能数法:取定量(如1 ml)的单细胞培养物悬液,用培养液做定量10倍系列稀释,重复3~5次,将不同稀释度的系列稀释管置于适宜温度下培养。按顺序把最后3个稀释度相对较高的、出现菌生长的稀释管的稀释度称为临界级数。由3~5次重复的连续三级临界级数获得指数,查相应重复的最大可能数(MPN)表求得最大可能数,再乘以出现菌生长的临界级数的最低稀释度,即可测得比较可靠的样品活菌浓度。

(3) 比浊法:测定菌悬液中细胞数量的快速方法。其原理是菌悬液中的细胞浓度与浑浊度成正比,与透光度成反比。细胞越多,浑浊度越大,透光量越少。因此,菌悬液的光密度(或透光度)或浑浊度可以反映其细胞浓度。将未知细胞数的菌悬液与已知细胞数的菌悬液相比,可求出未知菌悬液所含的细胞数。

2. 重量法 重量法的原理是根据细胞有一定的重量而设计的,可以用于单细胞、多细胞以及丝状体微生物生长的测定,可分为微生物干重和湿重法。图1-21是液体培养物离心后状态。

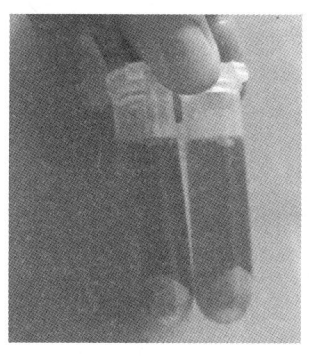 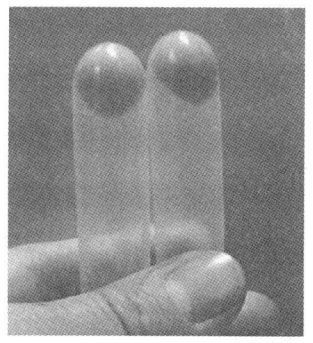

图1-21 液体培养物离心后状态

3. 生理指标法 生理指标包括微生物的呼吸强度、耗氧量、酶活性、生物热等。这些指标是伴随微生物的生长过程出现并变化的,样品中微生物数量越多或代谢越旺盛,这些指标越明显,因此可以借助特定的仪器,如瓦勃氏微量呼吸仪、微量量热计等设备来测定相应的指标。

三、任务准备

(1) 试剂与材料检查清单见表1-17。

表1-17 试剂与材料检查清单

试剂与材料名称	状 态	检 查 结 果	
酿酒酵母培养物	正常使用	合格□	不合格□
大肠埃希菌液体培养物	正常使用	合格□	不合格□

续表

试剂与材料名称	状　态	检查结果	
血细胞计数器	正常使用	合格□	不合格□
盖玻片	正常使用	合格□	不合格□
无菌毛细管	正常使用	合格□	不合格□
比色皿	正常使用	合格□	不合格□
接种环	正常使用	合格□	不合格□
接种针	正常使用	合格□	不合格□
酒精灯	正常使用	合格□	不合格□
旧报纸	正常使用	合格□	不合格□
移液管	正常使用	合格□	不合格□
试管及胶塞	正常使用	合格□	不合格□
移液器	正常使用	合格□	不合格□
消毒剂:75%乙醇溶液	正常使用	合格□	不合格□
消毒剂:0.2%苯扎溴铵溶液	正常使用	合格□	不合格□

(2) 仪器设备检查清单见表1-18。

表1-18　仪器设备检查清单

仪器设备名称	状　态	检查结果	
高压蒸汽灭菌锅	正常使用	合格□	不合格□
超净工作台	正常使用	合格□	不合格□
普通光学显微镜	正常使用	合格□	不合格□
UV751GD-紫外分光光度计	正常使用	合格□	不合格□

四、任务操作

(一) 血细胞计数器法测定酿酒酵母的数量

(1) 菌悬液制备:以无菌生理盐水将酿酒酵母制成适当浓度的菌悬液。

(2) 镜检计数室的准备:在加样前,先对血细胞计数器(图1-22)的计数室进行镜检。如有污物,则清洗,吹干后进行计数。

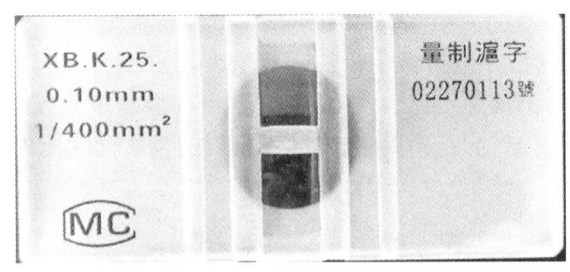

图1-22　血细胞计数器

(3) 加样:将清洁干燥的血细胞计数器盖上盖玻片,用无菌毛细管将摇匀的菌悬液由盖玻片边缘滴一小滴(不宜过多),让菌液沿缝隙靠毛吸作用自动进入计数室,一般计数室均能充满菌悬液。

(4) 显微镜计数:加样后静止 5 min,然后将血细胞计数器置于显微镜下,先用低倍镜找到计数室位置,然后换成高倍镜进行计数。在计数前若发现菌悬液太浓或太稀,需调节稀释度后再计数。一般要求样品稀释度为每小格内有 5~10 个菌体。每个计数室选 4 个或 5 个中方格中的菌体进行计数。位于格线上的菌体一般只计数上方和右边线上的,如遇酵母出芽,芽体大小达到母细胞的一半,即作为两个菌体计数。

(5) 清洗:血细胞计数器使用完毕后,用清水冲洗干净,切勿用硬物刷洗,洗完后自行晾干或用吹风机吹干。镜检观察每小格内是否有残留的菌体或其他杂物。

(6) 记录结果,填写表 1-19。

表 1-19 计数结果汇总表

血细胞计数器	中方格内的菌体数/个					A	B	两室平均值/个	每毫升菌悬液中菌体个数/个
	1	2	3	4	5				
第一室									
第二室									

(二)比浊法测定大肠埃希菌的数量

(1) 把 UV751GD-紫外分光光度计的波长调到 420 nm 处,开机预热 10~15 min。

(2) 在比色皿中盛未接种的培养液进行 0 点调整。

(3) 将培养 0 h、4 h、8 h、12 h、16 h、20 h 和 24 h 的大肠埃希菌菌液分别倒入相同类型的比色皿中,测定其 OD 值。若菌液浓度大,可适当稀释,使 OD 值的读数在 0~0.4 范围内最好。按照上述操作步骤,重复测定 3 次,计算平均值。

(4) 测定后把比色皿中的菌液倾入容器中,用水冲洗比色皿,冲洗水也收集于容器中进行灭菌。最后用 75% 乙醇溶液冲洗比色皿。

(5) 记录结果,绘制生长曲线。

五、常见问题及注意事项

(1) 注意加样时计数室内不可有气泡。

(2) 计数时注意显微镜光线的强弱适当,对于用反光镜采光的显微镜还要注意光线不要偏向一边,否则不易看清视野中计数室的方格数,或只见竖线或横线。

(3) 在使用 UV751GD-紫外分光光度计之前必须阅读使用说明书,按照使用说明书进行操作,以免影响设备的灵敏度和准确度。

(4) 在测定过程中,如果菌液的浓度较大,必须进行稀释,使 OD 值的读数在 0~0.4 范围内。

(5) 3 次平行实验的操作过程尽量保持一致,以免数据出现较大的波动,如果 3 组数据相差较大,可以增加实验的次数,或在平均值的计算时注意数据的取舍。

六、任务结束和清场

任务结束和清场清单见表 1-20。

表 1-20 任务结束和清场清单

事 项	状 态	检查结果
所用玻璃器皿	清洗干净	合格□ 不合格□
高压蒸汽灭菌锅	清洁后关闭	合格□ 不合格□

续表

事 项	状 态	检查结果
超净工作台	清洁后关闭	合格☐ 不合格☐
普通光学显微镜	清洁后关闭	合格☐ 不合格☐
UV751GD-紫外分光光度计	清洁后关闭	合格☐ 不合格☐
废弃物	回收或放于指定位置	合格☐ 不合格☐

七、任务评价

任务评价清单见表1-21。

表1-21　任务评价清单

评价阶段	序号	评价内容	评价标准	评价结果
操作前	1	明确任务要达到的目的	准确说出任务目的	
	2	明确任务原理	准确说出任务原理	
	3	明确任务的操作步骤	准确说出任务的操作步骤	
	4	任务所需试剂和仪器的准备	正确准备所需试剂和仪器	
操作中	5	操作过程	操作规范,方法正确	
	6	仪器的使用	操作规范,方法正确	
	7	操作现象的要求	操作中观察到的现象与要求一致	
	8	任务报告	任务报告规范完整,结果正确	
操作后	9	操作时间	按时完成	
	10	清场	按要求完成清场	

任务6　菌种保藏

扫码看PPT

一、学习目标

(一) 知识目标

(1) 掌握菌种保藏的基本原理和菌种保藏的常规方法。
(2) 熟悉菌种保藏方法的特点。
(3) 了解菌种保藏方法的使用范围。

(二) 能力目标

(1) 能够根据菌种的特点和保藏要求选择相应的保藏方法。
(2) 能够正确操作,保藏菌种。
(3) 能够正确进行无菌操作。
(4) 树立"无菌"环境的意识。

(三) 素质目标

(1) 具有良好的责任意识、团结协作的精神,提高学生服务国家、服务人民的社会责任感。

(2) 具有认真、细致、耐心的工作作风,培养学生的责任感,形成良好的职业道德、严谨的工作作风、实事求是的工作态度。

(3) 具有勤于思考、善于观察、善于学习的精神。

(4) 树立"无菌"环境的意识并践行社会主义核心价值观,培养学生的敬业精神。

二、知识链接

(一) 菌种保藏

菌种保藏,就是通过适宜的保藏方法,使获得的菌种尽可能保持其原来的性状和活力,使之不死亡、不衰退、不变异,且不被污染,能够随时满足使用需求。

(二) 菌种保藏的原理

菌种保藏的基本原理是使微生物的生命活动处于半永久性的休眠状态,也就是使微生物的新陈代谢作用被限制在最低范围内。干燥、低温和隔绝空气是保证获得这种状态的主要措施。有针对性地创造干燥、低温和隔绝空气的外界条件,是微生物菌种保藏的基本技术。尽管菌种保藏方法很多,但基本都是根据这3种主要措施设计的。

(三) 常用的菌种保藏方法

1. 培养基保藏法　培养基保藏法包括琼脂斜面保藏法和半固体穿刺法。根据所保藏菌种的特殊需要,分别选用各自适宜的培养基进行保藏。由于微生物在适宜的培养基、培养温度下生长良好,而在低温下则生长缓慢甚至停止,因此可通过控制保藏条件延长菌种的存活期。该方法是各实验室普遍使用且简易的保藏方法。这类方法往往需要定期传代,保藏时间相对较短。

2. 石蜡油封存法　向培养成熟的菌种斜面倒入一层无菌石蜡油,油面高出斜面 1 cm 左右,置 4 ℃ 冰箱保藏。此法适用于不能利用石蜡油作为碳源的细菌、真菌、酵母菌等微生物的保存。保存期约 1 年。

3. 甘油管保藏法　在新鲜的液体培养物或用新鲜斜面制备的菌悬液中加入适量已灭菌的甘油,使甘油的终浓度为 10%～40%,然后再置于 -20 ℃ 或 -70 ℃ 冰箱中保藏。此法是利用甘油作为保护剂。甘油透入细胞后,能强烈降低细胞的脱水作用,而且在 -20 ℃ 或 -70 ℃ 条件下,可大大降低细胞的代谢水平,但却仍能维持细胞的生命活动状态,达到延长保藏时间的目的。此法可保藏 1～10 年。

4. 载体保藏法　载体保藏法原理是将微生物附着在某种载体上,去除微生物内的水分,使微生物处于休眠和代谢停滞状态,从而达到长期保藏菌种的目的。常用的保藏载体有沙土、明胶、硅胶、滤纸、麦麸或陶器等。将培养好的菌种制成菌悬液,与载体混合均匀,再用真空泵抽干后,封口保藏。一般保存期为 1 年左右,在低温下,有的可以保藏数年至十几年。这类保藏法适合产孢子或芽孢的微生物,如芽孢杆菌、酵母菌、放线菌和丝状真菌等。

5. 真空冷冻干燥保藏法　真空冷冻干燥保藏法原理是使含水物质冷冻,然后在真空中使其水分升华、干燥,在这种低温、干燥、缺氧的环境下,微生物的生长和代谢都暂时停止。菌种保藏期一般为 3～5 年,有的可保藏十几年,且便于运输。该法需要冻干机等设备,并需要保护剂。保护剂一般采用 10% 脱脂牛奶或血清等。保护剂的作用机制可能是在冷冻干燥的脱水过程中稳定细胞膜,防止细胞膜因冷冻或干燥而损伤。保护剂还可以起支持作用,使微生物疏松地固定在上面。

6. 低温及超低温保藏法　用低温(-60～-25 ℃)、超低温(-70 ℃ 以下)冰箱或液氮罐

(−196～−150 ℃)保藏菌种,是适用范围最广的微生物保藏法,也是目前保藏菌种最理想的方法。这种方法也需要一定的保护剂,常用的保护剂有10%甘油、10%二甲基亚砜、10%脱脂牛奶、50%甘油营养肉汤溶液等。用保护剂配制菌液,无菌分装,然后置低温冰箱或液氮罐中保藏。

三、任务准备

(1)试剂与材料检查清单见表1-22。

表1-22 试剂与材料检查清单

试剂与材料名称	状 态	检 查 结 果
大肠埃希菌培养物	正常使用	合格□ 不合格□
营养琼脂斜面试管	正常使用	合格□ 不合格□
营养肉汤半固体培养基试管	正常使用	合格□ 不合格□
营养肉汤液体培养基试管	正常使用	合格□ 不合格□
接种环、接种针、移液管	正常使用	合格□ 不合格□
酒精灯	正常使用	合格□ 不合格□
旧报纸	正常使用	合格□ 不合格□
试管及胶塞	正常使用	合格□ 不合格□
甘油管	正常使用	合格□ 不合格□
甘油	正常使用	合格□ 不合格□
石蜡油	正常使用	合格□ 不合格□
锥形瓶	正常使用	合格□ 不合格□
消毒剂:75%乙醇溶液	正常使用	合格□ 不合格□
消毒剂:0.2%苯扎溴铵溶液	正常使用	合格□ 不合格□

(2)仪器设备检查清单见表1-23。

表1-23 仪器设备检查清单

仪器设备名称	状 态	检 查 结 果
高压蒸汽灭菌锅	正常使用	合格□ 不合格□
超净工作台	正常使用	合格□ 不合格□
移液器	正常使用	合格□ 不合格□

四、任务操作

(一)斜面低温保藏法

将细菌通过斜面接种法接种至斜面培养基中,经(36±1)℃培养18～24 h后,置4 ℃冰箱保藏(图1-23)。

(二)穿刺低温保藏法

将细菌通过穿刺法接种于半固体培养基内,经(36±1)℃培养18～24 h后,置4 ℃冰箱保藏。

(三)石蜡油封存法

(1)先将石蜡油进行灭菌,然后置于室温或40 ℃恒温培养箱中,使水气蒸发掉。

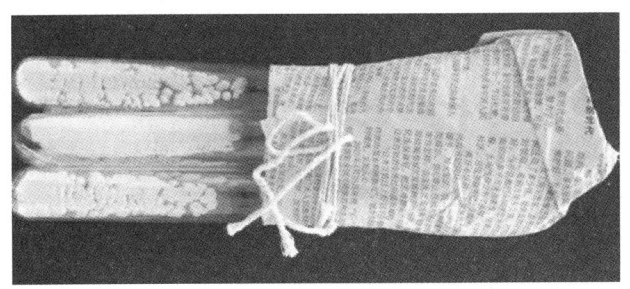

图 1-23 斜面低温保藏法（4 ℃冰箱保藏）

（2）对需要保藏的菌种，采用与斜面低温保藏法相同的方法接种，获得健壮的菌体或孢子。

（3）用灭菌吸管吸取已灭菌的石蜡油，采用无菌操作技术注入已长好的斜面上，其用量以高出斜面顶端 1 cm 为宜，使菌种与空气隔绝。

（4）将试管直立，置于低温或室温下保藏。

（四）甘油管保藏法

（1）配制 40％甘油溶液。

（2）将 40％甘油溶液按每瓶 1 ml 的量分装到规格为 2.0 ml 的甘油瓶中，121 ℃灭菌 20 min。

（3）在需要保藏的新鲜斜面（微生物接种操作中获得的培养物）中注入 2～3 ml 无菌水，刮下斜面培养物，振荡，使细胞充分分散成均匀的菌悬液。

（4）吸取菌悬液 1 ml 于上述装有已灭菌甘油的甘油瓶中，充分混匀，使甘油终浓度为 20％（如果是液体培养，直接吸取 1 ml 对数期菌液于甘油瓶中），然后置于－20 ℃保藏（图 1-24）。

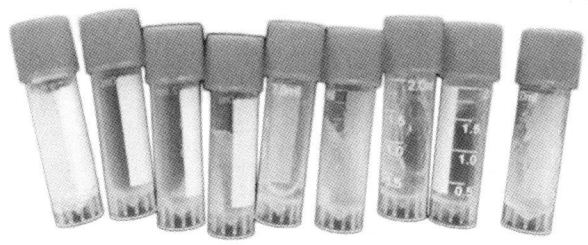

图 1-24 甘油管保藏法（－20 ℃冰箱保存）

五、常见问题及注意事项

（1）在近火焰周围无菌区操作，然后立即灼烧接种环。

（2）穿刺接种时，切勿搅动，以免因接种线不整齐而使结果不准确。

六、任务结束和清场

任务结束和清场清单见表 1-24。

表 1-24 任务结束和清场清单

事　　项	状　　态	检 查 结 果
所用玻璃器皿	清洗干净	合格□　　不合格□
高压蒸汽灭菌锅	清洁后关闭	合格□　　不合格□

续表

事　　项	状　　态	检 查 结 果
超净工作台	清洁后关闭	合格□　　不合格□
废弃物	回收或放于指定位置	合格□　　不合格□

七、任务评价

任务评价清单见表1-25。

表1-25　任务评价清单

评价阶段	序号	评价内容	评价标准	评价结果
操作前	1	明确任务要达到的目的	准确说出任务目的	
	2	明确任务原理	准确说出任务原理	
	3	明确任务的操作步骤	准确说出任务的操作步骤	
	4	任务所需试剂和仪器的准备	正确准备所需试剂和仪器	
操作中	5	操作过程	操作规范,方法正确	
	6	仪器的使用	操作规范,方法正确	
	7	操作现象的要求	操作中观察到的现象与要求一致	
	8	任务报告	任务报告规范完整,结果正确	
操作后	9	操作时间	按时完成	
	10	清场	按要求完成清场	

中篇

模块二

动物实验基本操作

任务 1　小鼠的操作技术

扫码看 PPT

一、学习目标

(一) 知识目标

(1) 熟悉实验动物的基本知识。

(2) 掌握通过小鼠验证药物药效学和药动学的实验的操作方法。

(二) 能力目标

(1) 熟练掌握小鼠捉拿、给药、处死等基本技能。

(2) 学会小鼠的操作技术。

(三) 素质目标

(1) 具有良好的责任意识、团结协作的精神,提高学生服务国家、服务人民的社会责任感。

(2) 具有认真、细致、耐心的工作作风,培养学生的责任感,形成良好的职业道德、严谨的工作作风、实事求是的工作态度。

(3) 具有勤于思考、善于观察、善于学习的精神。

(4) 培养小鼠实验操作技能并践行社会主义核心价值观,培养学生的敬业精神。

二、知识链接

(一) 实验动物的定义

实验动物是指根据实验的需要,有目的、有计划地进行人工饲养、繁殖及科学培育而成的动物,是供科学研究、教学、生产、检测等使用的实验对象和材料。实验动物必须具有明确的生物学特征和清楚的遗传背景,并且是在对其身上携带的微生物、寄生虫严格控制下培育和驯化出来的。

(二) 实验动物的分类

1. 按遗传学分类

(1) 近交系实验动物:经至少连续 20 代的全同胞兄妹交配培育而成,品系内所有个体都可追溯到起源于第 20 代或以后代数的一对共同祖先,又称纯系动物。

(2) 封闭群动物:以非近亲交配方式进行繁殖生产的一个实验动物种群,在不从其外部引入新个体的条件下,至少连续繁殖 4 代以上,又称远交群动物。

(3) 杂交群动物:由不同品系或种群之间杂交产生的后代,通常指杂交一代动物(F_1 代)。

2. 按微生物控制程度分级

（1）一级，普通动物（要求不带有人畜共患病的病原体以及体外寄生虫）。

（2）二级，清洁级动物。

（3）三级，无特定病原体动物，即 SPF 动物。

（4）四级，无菌动物，即 GF 动物。

此外，研究性实验还经常使用转基因动物（通过实验将新的遗传物质导入近交系实验动物胚细胞中，并能稳定遗传，由此获得的动物）作为实验对象或材料。有时研究者也用一些野生动物、家畜、家禽和鱼类进行实验。但它们或因遗传背景不清楚，或因健康状况存在差异，对刺激的敏感性不同，机体反应也不一致，造成实验结果重复性较差，实验结果的可靠性也相对较差，因此不能被认可，而只能被称为实验用动物。实验用动物不能与实验动物等同，实验动物包括在实验用动物中，在不十分严格的情况下，有时这两个名词又互相通用。

（三）实验动物的种类和特性

1. 蟾蜍与蛙 蟾蜍与蛙属于两栖纲无尾目，变温动物。易饲养和捕捉，一般是野外捕捉后直接供实验室使用。也可短期饲养于潮湿地方，可以几天不喂或喂以草和昆虫等。因蟾蜍和蛙的一些基本生命活动与恒温动物相似，而且离体组织器官所需的生活条件比较简单，容易控制和掌握，因此被广泛用于生理学的科研和教学中。用蟾蜍（蛙）腓肠肌和坐骨神经可观察外周神经及其肌肉的功能，研究兴奋的传导和传递、肌肉的收缩等基本生理现象。蟾蜍（蛙）离体心脏可用于研究心脏的生理功能。利用蟾蜍（蛙）的整体可进行脊休克、脊髓反射、反射弧、微循环等的研究。蟾蜍（蛙）还可用于生殖生理学、药理学、胚胎发育学、免疫学等的研究。

2. 家兔 家兔属于哺乳纲啮齿目兔科。家兔品种很多，常用的有以下几种。①青紫蓝兔：体质强壮，适应性强，易饲养，生长快。②中国本地兔（白家兔）：抵抗力不如青紫蓝兔。③新西兰白兔：近年引进的大型优良品种，成熟时体重可达 4～4.5 kg。④大耳白兔：耳朵长而大，血管清晰，皮肤白色，但抵抗力较差。

家兔性情温顺，灌胃、取血方便。兔耳缘静脉位于浅表，易暴露，是静脉给药的最佳部位；家兔的减压神经在颈部与迷走神经、交感神经分开而成为单独一束，常用于心血管反射活动、呼吸运动、泌尿功能的研究；家兔的消化道运动活跃、典型，可用于消化道运动及平滑肌特性的研究；家兔的大脑皮层运动区功能定位已具有一定的雏形，因此常用于大脑皮层功能定位和去大脑僵直、神经放电活动等实验。此外，家兔还用于免疫学、药理学、毒理学、生殖生理学、眼科学以及临床疾病的研究。

3. 小白鼠 小白鼠属于哺乳纲啮齿目鼠科，体型较小，成熟早，繁殖能力强。小鼠性情温顺，易于捕捉，操作方便。小鼠实验研究资料丰富，参考对比性强；其实验结果具科学性、可靠性和可重复性，被广泛用于各类科研实验中，如用于生理学（小脑功能障碍等实验）、药理学、肿瘤学、遗传学、免疫学以及临床疾病的实验研究。

4. 大白鼠 大白鼠属于哺乳纲啮齿目鼠科。性情不如小白鼠温顺，受惊吓或捕捉方法粗暴时，表现凶暴，易咬人，但具有小白鼠的其他优点，因此用途也广泛。大鼠离体器官可进行离体静态肺顺应性实验，整体可用于胃酸分泌、胃排空、垂体-肾上腺系统的研究。大鼠还用于生殖生理学、胚胎学、营养学、药理学、毒理学、肿瘤学以及遗传学的实验研究。大鼠大脑各部的生理功能、立体定位研究已相当成熟和标准化，是研究中枢神经系统的极好材料。

5. 豚鼠 豚鼠属于哺乳纲啮齿目豚鼠科，又称荷兰猪。豚鼠耳蜗管发达，听觉灵敏，在生理学上用于耳蜗微音器电位的实验，也用于临床听力的实验研究。除此之外，还用于离体心脏及肠、子宫平滑肌的实验,其乳头肌和心房肌常用于心肌细胞电生理特性及动作电位的实验,也用于传染病、变态反应、维生素 C 缺乏等实验研究。

(四)选择实验动物的原则

(1) 尽量选择与人体结构、机能、代谢及疾病特征相似的动物。
(2) 选用的实验动物的解剖、生理特点应符合实验目的。
(3) 根据实验动物对同一刺激的反应差异,选用反应明显的动物。
(4) 根据生物医学研究必须达到的精确度,选用结构功能简单又能反映研究指标的动物。
(5) 选用患有人类类似疾病的近交系或突变系动物。
(6) 选用与实验设计、技术条件、实验方法等相适应的标准化动物。
(7) 在不影响实验目的与结果的前提下,选择最易获得、最经济、便于操作管理的动物。

(五)实验动物的性别鉴定

实验常用的动物中,对于较大的动物(如家兔、猫、犬等)可以从生殖器分辨其性别;而较小的动物(如小白鼠、大白鼠、豚鼠等)的性别,通常以肛门与生殖孔之间的距离来判断,距离近者为雌性,距离远者为雄性。

(六)实验动物的编号方法

动物实验中,常用的编号方法有染色法、挂牌法、烙印法 3 种。

1. 染色法　　染色法是用有色化学试剂在动物身体明显处,如被毛、四肢等不同部位处,进行涂染或用不同颜色来区别各组动物,这是实验中最常用、最容易掌握的方法。使用的编号标记液有如下几种。

(1) 3%～5%苦味酸溶液(涂染黄色)。
(2) 2%硝酸银溶液(涂染咖啡色)。
(3) 0.5%中性红或品红溶液(涂染红色)。
(4) 煤焦油乙醇溶液(涂染黑色)。

2. 挂牌法　　挂牌法是将标有编号的金属号码牌固定在实验动物的耳部皮肤上,大动物可挂在颈上或笼箱上。

3. 烙印法　　烙印法是用刺数钳(又称耳号钳)在动物无体毛或明显部位(如耳、面鼻部和四肢等部位)刺上编号,然后用棉签蘸着溶有乙醇的黑墨汁在编号上涂抹。烙印前,最好对烙印部位预先用 75%乙醇溶液消毒,以免造成局部感染。

(七)小鼠分组

进行动物实验时,需要将选择好的实验动物按照实验设计分成若干组。实验动物的分组应遵循随机分配的原则,使每只动物被分配到各个实验组与对照组的机会均等,以避免各组之间的差异影响实验结果。如需要分为若干组,应该用随机数字表进行完全随机分组。

1. 完全随机分组法　　如实验需将 10 只小鼠分成 A、B 两组,首先将小鼠标记为 1～10 号;其次从随机数字表任意一行的一个数字开始,与小鼠 10 个编号对应;然后将与单数相对应的分为 A 组,与双数相对应的分为 B 组(表 2-1)。

表 2-1　完全随机分组法

动物编号	1	2	3	4	5	6	7	8	9	10
随机数字	22	77	94	39	49	54	43	54	82	17
分组	B	A	B	A	A	B	A	B	B	A

2. 部分随机分组法 还可以采用部分随机分组法,这样可尽量使每组动物数、性别、体重相近,以保证各组实验条件均等或相似。

例 将24只小鼠分为4个实验组。

(1) 先据性别分为♀和♂,再将小鼠分别称重、标记,结果如下。

♀:①19 g ②18 g ③19 g ④22 g ♂:⑬20 g ⑭21 g ⑮20 g ⑯22 g
⑤21 g ⑥21 g ⑦18 g ⑧20 g ⑰18 g ⑱21 g ⑲21 g ⑳19 g
⑨21 g ⑩20 g ⑪19 g ⑫20 g ㉑18 g ㉒21 g ㉓19 g ㉔20 g

(2) 再将同一性别小鼠按体重从大到小或从小到大的顺序,巡回分配到各实验组内,结果见表2-2。

表2-2 部分随机分组法

项目	A组	B组	C组	D组
♀	④22 g →	⑤21 g →	⑥21 g →	⑨21 g ↓
♀	①19 g ←	⑫20 g ←	⑩20 g ←	⑧20 g
♀	③19 g ↓	⑪19 g	②18 g	⑦18 g ↓
♂	⑲21 g ↓ ←	⑭21 g ←	⑱21 g ←	⑯22 g
♂	㉒21 g →	⑬20 g →	⑮20 g →	㉔20 g ↓
♂	㉑18 g	⑰18 g ←	㉓19 g ←	⑳19 g
$W_{总}$	120 g	119 g	119 g	120 g

这样的分组法,每组动物数相同,均为6只;性别相同,分别为3雌3雄;体重相等或相近,为(120±1)g。

(八) 小鼠的提拿、给药方法及处死方法

1. 捉拿 可采取双手法和单手法两种形式。

(1) 双手法:右手提起鼠尾,放在鼠笼盖或其他粗糙面上,向后方轻拉,小鼠则将前肢固定于粗糙面上,此时迅速用左手拇指和食指捏住小鼠颈背部皮肤,并以小指与手掌尺侧夹持其尾根部,固定于手中。

(2) 单手法:将小鼠置于笼盖上,先用左手食指与拇指抓住鼠尾,手掌尺侧及小指夹住尾根部,然后用左手拇指与食指捏住颈部皮肤。

2. 给药方法

(1) 灌胃:小鼠一般由一人操作,左手捏持小鼠头、颈、背部皮肤,使小鼠腹部朝向术者,右手将连接注射器的灌胃针由口角处插入口腔,用灌胃针将小鼠头部稍向背侧压迫,使口腔与食管成一直线,将灌胃针沿上腭壁轻轻插入食管,小鼠一般插入3 cm(图2-1)。插管时应注意小鼠反应,如插入顺利,小鼠安静,呼吸正常,可注入药物;如小鼠剧烈挣扎或插入有阻力,应拔出灌胃针重插。如将药物灌入气管,可致小鼠立即死亡。常用灌胃量为0.1~0.2 ml/10 g。

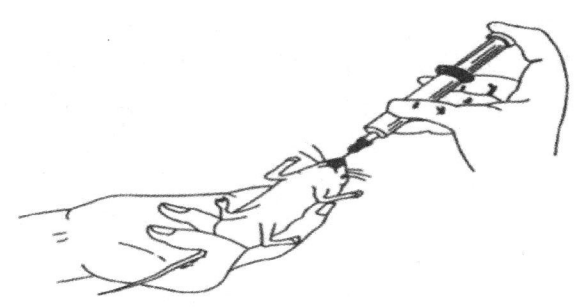

图 2-1　小鼠的灌胃操作

(2) 皮下注射：将药物注射于皮肤与肌肉之间。实验小鼠皮下注射一般由两人操作，熟练者可一人完成。由助手将小鼠固定，术者用左手捏起皮肤，形成皮肤皱褶，右手持注射器刺入皱褶皮下，将针头轻轻左右摆动，如摆动容易，表示确已刺入皮下，再轻轻抽吸注射器，确定没有刺入血管后，将药物注入。拔出针头后应轻轻按压针刺部位，以防药液漏出，并可促进药物吸收（图 2-2）。注射药量一般为 0.1～0.2 ml/10 g。

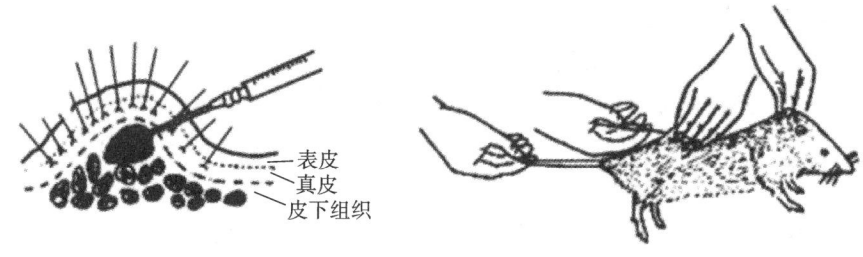

图 2-2　小鼠的皮下注射操作

(3) 肌内注射：一人抓住小鼠头部皮肤和尾巴，另一人持连针头的注射器，将针头刺入后腿外侧肌肉。每只小鼠注射量一般不超过 0.1 ml。

(4) 静脉注射：尾静脉注射主要用于大鼠和小鼠。鼠尾静脉有 3 根，两侧及背侧各 1 根，左、右两侧尾静脉较易固定，应优先选择。注射时，先将鼠固定在鼠筒内或扣在烧杯中，露出尾部组织，用 45～50 ℃ 温水浸泡鼠尾 1～2 min 或用 75% 乙醇溶液反复擦拭，以达到消毒、扩张血管和软化表皮角质的目的。选择尾静脉下 1/3 处，用细针头沿血管平行方向、向心端进针。注意药液推入静脉时是否通畅，若阻力较大，注射部位皮下发白，表示针头未刺入静脉内，应更换部位重新注射；若推入药液顺利无阻，则表明已刺入静脉内，应把针头和鼠尾固定好，不要晃动，缓缓将药液推入。注射完毕，用棉球在注射部位轻轻揉压，使血液及药液不致回流而漏出（图 2-3）。常用注射量为 0.1～0.2 ml/10 g。

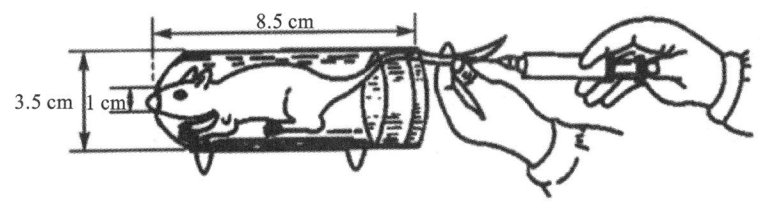

图 2-3　小鼠的静脉注射操作

(5) 腹腔注射：腹腔吸收面积大，药物吸收速度快，故腹腔注射适合多种刺激性小的水溶性药物的给药,并且是啮齿类动物常用给药途径之一。腹腔注射穿刺部位一般选在下腹部正中线两侧,该部位无重要器官。腹腔注射可由两人完成,熟练者可一人完成。助手固定小鼠,并使其腹部向上,术者将注射器针头在选定部位刺入皮下,然后使针头与皮肤成45°缓慢刺入腹腔,如针头与腹内小肠接触,一般小肠会自动移开,故腹腔注射较为安全。刺入腹腔时,术者可有阻力突然减小的感觉,再回抽针栓,确定针头未刺入小肠、膀胱或血管后,缓慢注入药液(图2-4)。常用注射量为0.1~0.2 ml/10 g。

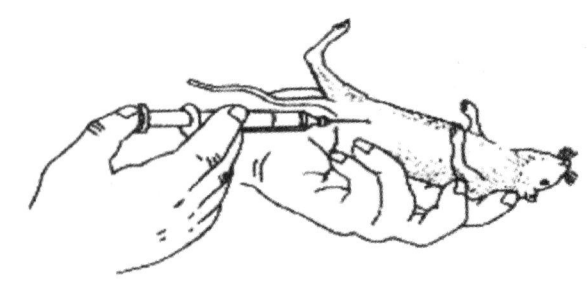

图 2-4 小鼠的腹腔注射操作

3. 处死方法

(1) 颈椎脱位法:术者左手持镊子或用拇指、食指固定小鼠头后部,右手捏住鼠尾,用力向后上方牵拉,听到小鼠颈部咔嚓声即颈椎脱位,脊髓断裂,小鼠瞬间死亡。

(2) 打击法:用手抓住小鼠的尾并提起,朝地面用力撞击鼠头致死(也可用小木槌用力打击鼠头)。

(3) 吸入麻醉法:吸入过量的乙醚。

(4) 大量放血法:可采用眼眶动、静脉放血致死。

(5) 空气栓塞法:将空气急速注入静脉致死。小鼠可注入 0.3~0.5 ml 空气。

(九) 小鼠的采血方法

1. 切(割)尾采血 切(割)尾采血适用于需血量很少的情况。固定小鼠并露出鼠尾,将鼠尾置 45 ℃ 温水中浸泡数分钟(或用二甲苯棉球涂擦),使尾部血管扩张。用棉球擦干后,剪(或用手术刀切)去尾尖 0.5~1.0 cm,让血液滴入盛器或直接以血红蛋白吸管吸收。

2. 眼眶后静脉丛采血 眼眶后静脉丛采血适用于需中等血量的情况。用左手捉小鼠,拇指及中指抓住头颈部皮肤,食指按在眼后,使眼球轻度突出,眼眶后静脉丛瘀血。右手持配有磨钝的 7 号针头的 1 ml 注射器(或内径 0.6 mm 左右的硬质毛细玻璃管),沿内眦眼眶后壁向喉头方向刺入(深度:小鼠 2~3 mm,大鼠 4~5 mm),当有阻力时稍后退,边退边抽。采血完毕,拔出针头。采血量:20~25 g 小鼠为 0.2~0.3 ml。

3. 断头采血 断头采血适用于需血量较大,而又无须保护小鼠生命时。左手以拇指和食指捉持动物的头颈部,使其头略向下倾,右手持剪刀猛力剪断鼠头,让血液滴入盛器。采血量:小鼠为 0.8~10 ml。

三、任务准备

(1) 试剂与材料检查清单见表 2-3。

表 2-3 试剂与材料检查清单

试剂与材料名称	状 态	检 查 结 果
样品药物:0.25%戊巴比妥钠	正常使用	合格☐　　不合格☐

(2) 仪器设备检查清单见表 2-4。

表 2-4　仪器设备检查清单

器 材 名 称	状　　态	检 查 结 果	
鼠筒	正常使用	合格□	不合格□
电子天平	正常使用	合格□	不合格□
大烧杯	正常使用	合格□	不合格□
1 ml 注射器	正常使用	合格□	不合格□
小鼠灌胃器	正常使用	合格□	不合格□

四、任务操作

(1) 正确捉拿、标记、称重 15 只小鼠,正确计算每只小鼠给药量(按照 0.2 ml/10 g 计算)。

(2) 正确给药:按照上述给药方式,分别给 15 只小鼠按照不同的给药方式(包括灌胃、皮下注射、肌内注射、静脉注射、腹腔注射),给药 0.25% 戊巴比妥钠。

(3) 观察不同给药方式对药物作用的影响:小鼠对 0.25% 戊巴比妥钠可能会出现的反应(由弱到强)为活动减少、闭目静卧、呼吸抑制、翻正反射(正常动物可保持站立姿势,如将其推倒或使其呈背位仰卧,动物立即翻正过来)减弱或消失、反射亢进、麻醉、死亡等。

给药前和给药后都要仔细观察小鼠的活动情况及翻正反射,并记录翻正反射的消失时间。

(4) 结果判断:观察记录 15 只小鼠翻正反射的消失时间,通过比较时间长短,得出不同给药方式对吸收戊巴比妥钠的影响。

五、常见问题及注意事项

(一) 处理小鼠过程中的注意事项

(1) 捉拿小鼠之前,要对小鼠的习性有一定的了解。捉拿固定小鼠时须小心谨慎,大胆果断,但切不可粗暴。

(2) 捉拿小鼠过程中要以规范的方法抓取和固定小鼠,要避免因动作粗暴而造成小鼠受伤。

(3) 抓取小鼠尾部时动作要轻,防止拉断鼠尾。不可提起小鼠玩耍! 提起小鼠后,应迅速放在粗糙台面上。

(4) 捉拿小鼠过程中应防止被其咬伤,若不慎被其咬伤、抓伤,应及时用碘酒、乙醇消毒,随后到有关医疗机构诊治。

(5) 人道地对待小鼠,将处死后的小鼠放在指定位置,搞好实验室卫生。

(二) 使用注射器和吸取药液时的注意事项

(1) 注射器必须洗净,针头要尖锐、通气,大小合适。一般小鼠皮下、腹腔、肌内注射用 5.5~6 号针头,静脉注射用 4.5 号或 5 号针头,灌胃用 16 号针头。

(2) 将针头的口用手指堵住,轻轻抽拉针栓,检查针头与针筒是否有漏气现象。

(3) 先计算给药量,再吸取药液。

(4) 注射前需排除气泡(针口向上),调整药液至准确的用量。

(5) 注射器一般应平拿,否则需用手指轻扶针栓,以防滑落打碎或空气进入。

六、任务结束和清场

任务结束和清场清单见表 2-5。

表 2-5　任务结束和清场清单

事　项	状　态	检查结果
小鼠用后处死	处死至无生命体征	合格□　　不合格□
一次性注射器	盖好针帽后丢弃至合理位置	合格□　　不合格□
鼠筒	清洁干净	合格□　　不合格□
废弃物	回收或放于指定位置	合格□　　不合格□
操作场地	按要求清洁干净	合格□　　不合格□

七、任务评价

任务评价清单见表 2-6。

表 2-6　任务评价清单

评价阶段	序号	评价内容	评价标准	评价结果
操作前	1	明确任务要达到的目的	准确说出任务目的	
	2	明确任务原理	准确说出任务原理	
	3	明确任务的操作步骤	准确说出任务的操作步骤	
	4	任务所需试剂和仪器的准备	正确准备所需试剂和仪器	
操作中	5	操作过程	操作规范,方法正确	
	6	实验器材的使用	操作规范,方法正确	
	7	操作现象的要求	操作中观察到的现象与要求一致	
	8	任务报告	任务报告规范完整,结果正确	
操作后	9	操作时间	按时完成	
	10	清场	按要求完成清场	

任务 2　大鼠的操作技术

扫码看 PPT

一、学习目标

(一) 知识目标

(1) 掌握大鼠相关实验操作技术的概念;掌握大鼠实验操作技术的具体操作流程。
(2) 熟悉动物实验的意义及大鼠的解剖。
(3) 了解选择大鼠作为实验动物的原因。

(二) 能力目标

(1) 熟练掌握大鼠实验的基本操作技术。
(2) 学会大鼠相关实验方法。

(三) 素质目标

(1) 培养学生细心、耐心的工作作风以及责任感和实事求是的工作态度。

(2) 具有勤于思考、善于观察的精神,并将理论与实践相互结合。
(3) 培养团结协作的精神及作为一名医学生的社会责任感与使命感。
(4) 提高服务国家、服务人民的社会责任感,并践行社会主义核心价值观,培养学生的敬业精神。

二、知识链接

(一) 动物实验的意义

动物实验可用于认识药物作用的特点和规律,为开发新药和评价药物提供科学依据。由于生物个体之间存在差异,且实验过程也存在系统误差和操作误差,因此,要取得精确可靠的实验结论,必须进行实验设计。进行实验设计必须遵循3条原则,即重复、对照、随机。

1. 重复 重复是保证实验结果可靠的重要措施之一。重复具有两方面的含义,即重现性和重复性。重现性就是精确可靠的实验结果应能在相同条件下重复出现。重复性就是实验要有足够的次数或例数。由于个体差异和实验误差,仅根据一次实验或少数样本所得到的结果,往往难以得出科学的结论。在适当的范围内重复越多,越可靠。究竟用多少动物或多大样本量进行药理实验,是研究者遇到的首要问题。样本量过少不行,过多则增加实际工作中的困难,也不符合经济的原则,而且单纯加大样本量也不能完全排除偏差。所以,在实验设计时,应在保证结论可靠的条件下确定最小的例数。

2. 对照 在实验研究中,为消除个体差异和各种无关因素对实验结果的影响,必须设对照组。对照应符合可比原则,除实验药物或处理因素的差别外,其他一切条件(包括实验对象的种属、年龄、性别、体重和实验方法、仪器、环境、时间等)应力求一致,这样才能从实验组与对照组的比较中得出药物作用的准确结论。对照一般可分为如下两类。

(1) 自身对照:观察同一个体给药前后某种观测指标的变化,或者两种药物前后交叉比较,这样可以减少个体差异的影响。

(2) 组间对照:在实验中设若干平行组进行比较,或分不给药物(或不加处理)的空白对照组及给已知药物的标准品对照组。前者最常用,后者便于与已知药物比较,并可检验实验方法及技术的可靠性。

3. 随机 随机分组的目的是使样本的差异平均分配到各组,而不受实验者主观因素或其他偏性误差的影响,例如,动物分组时先被抓到的往往是不活泼者,后被抓到的是活泼者,若将前者分入一组,后者分入另一组,这样得出的结论是不可靠的。随机分组的方法很多,如原始的抽签法和目前最常用的随机数字表法等,都可减少实验者主观因素及其他因素所造成的实验误差。

(二) 采用大鼠进行实验的原因

(1) 大鼠和人都是哺乳动物。
(2) 大鼠具备和人类很相似的器官以及基因。
(3) 大鼠的重量小,所以药物的作用在它的身上可以比较快地显示出来。
(4) 大鼠繁殖周期短,可以在很短的时间里观察出实验的效果。

(三) 大鼠适合的实验

大鼠是较常用的实验动物,它的垂体-肾上腺系统功能发达,常用于亚急性和慢性毒性实验,以及应激反应和肾上腺、垂体及卵巢等内分泌实验。大鼠的踝关节对炎症反应敏感,也用于治疗关节炎的药物研究。大白鼠血压反应比家兔好,常用于直接描记血压,进行降压药的研究。大鼠无胆囊,因此用其做胆管插管,收集胆汁,进行消化药的研究。大鼠在免疫学、内分泌学和神经生理学的研究中,都有一定的价值,如切除大鼠内分泌腺,进行肾上腺、垂体、卵巢等实验。大鼠易患肝癌,故应用化学致癌物诱发肝癌,在培育肿瘤模型方面应用广泛。大鼠切除60%~70%肝后仍能再生,因此常用于肝外科。大鼠也可用于筛选心血管及老年病药物的研究。

(四)大鼠的编号及分组

大鼠的编号及分组同小鼠。

三、任务准备

(1)试剂与材料检查清单见表2-7。

表2-7 试剂与材料检查清单

试剂与材料名称	状 态	检 查 结 果	
生理盐水	正常使用	合格□	不合格□
苦味酸	正常使用	合格□	不合格□
1%肝素	正常使用	合格□	不合格□
75%乙醇	正常使用	合格□	不合格□
乙醚	正常使用,批号:	合格□	不合格□
戊巴比妥钠	正常使用,批号:	合格□	不合格□
消毒器皿、手术剪、毛细管、灌胃针头、注射器、镊子	正常使用	合格□	不合格□

(2)仪器设备检查清单见表2-8。

表2-8 仪器设备检查清单

仪器设备名称	状 态	检 查 结 果	
电子天平(1/1000)	正常使用	合格□	不合格□
鼠笼	正常使用	合格□	不合格□
大鼠固定盒	正常使用	合格□	不合格□

四、任务操作

(一)大鼠的抓取与固定

大鼠的牙齿尖锐,在惊恐或激怒时易将操作者的手指咬伤,故在抓取时要小心。抓大鼠时,左手轻轻抓住大鼠尾巴向后拉,右手抓紧大鼠头、颈和背部皮肤,并将大鼠固定在右手中,此即可进行腹腔注射、灌胃等操作,见图2-5。如要做尾静脉取血、注射等操作,可将大鼠用玻璃钟罩扣住或置于大鼠固定盒内,露出尾部,其他较精细的操作应在乙醚麻醉下进行。

(二)大鼠的给药途径及给药方法

1. 皮下注射法 注射时用左手拇指和食指轻轻提起大鼠皮肤,右手持注射器将针头斜刺入皮下,刺穿皮肤后,再平行进针(刺入针头的2/3)。若可见针头在皮下摆动,则证明针头已到达给药位置,可推注药液。皮下注射进针的部位,一般选择大鼠背部或下腹部两侧。

2. 皮内注射法 先将大鼠注射部位的毛剪去,消毒后,将皮试针头紧贴皮肤表层刺入皮

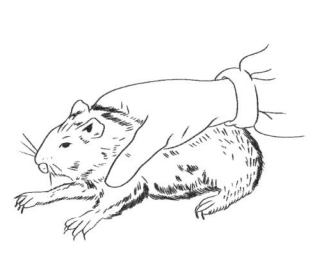
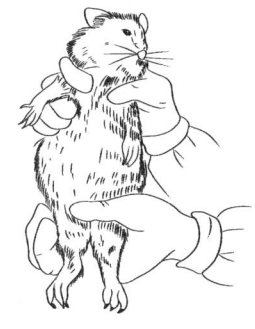

图 2-5　大鼠的抓取

内,然后向上挑起并再稍刺入一点,随之缓慢注入一定量的药液。若注射成功,可见皮肤表面鼓起一白色小皮丘。

3. 肌内注射法　肌内注射一般选用肌肉发达、无大血管经过的部位。大鼠体型小,肌肉少,很少使用肌内注射方式给药,如必须肌内注射,常在股部注射。注射时要将针头垂直快速刺入肌肉,回抽针栓,如无回血即可注射。

4. 腹腔注射法　大鼠的腹腔注射方法:用左手固定大鼠,右手持注射器,在下腹部左侧或右侧,使针头与皮肤成45°刺入腹肌,进入腹腔,向心方向推进,约刺入针头的2/3深度,此时有落空感。回抽无肠液、尿液或血液后,缓缓推入药液(大鼠不超过 2 ml)。

5. 静脉注射法　大鼠的静脉注射常采用尾静脉注射。大鼠尾静脉共有3根,左右两侧和背部正中各1根,两侧尾静脉比较容易固定,故常被采用。先将大鼠装入大鼠固定盒内,露出尾巴,用 45～50 ℃温水浸或用 75% 乙醇擦拭使血管扩张,并可使其表皮角质软化。握住鼠尾两侧,使静脉充盈,注射器针头尽量与鼠尾平行,以利于进针。先缓缓推入少许药液,如针头已进入静脉,推药时感觉无阻力;如阻力较大,并出现白色皮丘,则表示未刺入血管,应换部位重新注射。如需反复注射,应尽量从鼠尾的远端开始。

6. 经口给药法

(1) 口服法:将药物放入饲料或溶于饮水中让大鼠主动摄取。此法简单方便,但是剂量不易掌握,适用于疾病的防治或药物毒性实验(制造某些与食物有关的人类疾病动物模型)。

(2) 灌胃法:用灌胃器将药物直接灌入大鼠胃内。灌胃器由注射器和特殊的灌胃针头构成。大鼠的灌胃针头长 8～10 cm,直径约 2 mm,灌胃针头的尖端焊有一中空小圆金属球。此金属球的作用是防止针头刺伤气管或损伤消化道。金属球端针管可弯成向内20°左右的角度,以适应大鼠口腔和食管的生理弯曲。灌胃时用左手固定大鼠,使其腹部朝内,头部向上并稍倾斜。右手持灌胃器,将灌胃针头弯曲向内。从一侧口角插入口腔,轻压大鼠的头部使其向后倾斜,使口腔与食管呈一直线,将灌胃器缓慢向下插入胃内(有落空感),再将药液注入,一般灌胃针头插入大鼠口腔深度为 4～6 cm(图 2-6)。大鼠常用灌胃量为 1～4 ml。

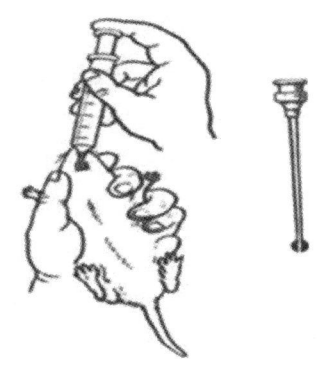

图 2-6　大鼠的灌胃给药方式

7. 其他途径给药法

(1) 呼吸道给药:某些气体或蒸气等状态的药物,均需通过动物呼吸道吸入给药,如动物乙醚吸入麻醉等。

(2) 皮肤给药：为了鉴定药物或毒物经皮肤的吸收作用、局部作用、致敏作用和光感作用等，均需采用经皮肤给药法。大鼠可以采用浸尾方法经皮给药。

(3) 脊髓腔内给药：主要用于椎管麻醉或抽取脑脊液。

此外，还有直肠内给药、关节腔内给药和脑内给药等方法。

(三) 大鼠的采血方法

在实验研究中，经常需要采集实验动物的血液进行常规检查或某些生化分析，故必须掌握正确的血液采集方法。采血方法的选择，取决于实验目的、所需血量及动物种类。

1. 尾尖采血 大鼠麻醉后，将尾尖剪掉约 5 mm，然后用手指从尾根部向尾尖部按摩，血即可从断端流出。若事先将鼠尾浸泡在 45 ℃温水中数分钟，使尾部血管充盈，可获得较多的血液。采血结束后，消毒、止血（图 2-7）。用此法每只鼠一般可采血 10 余次，每次约 0.4 ml。

2. 眼眶后静脉丛采血 用一根 7~10 cm 长的玻璃采血管，将其一端拉成直径为 1.5 mm、长约 1 cm 的毛细管，另一端逐渐扩大成喇叭形。将玻璃采血管浸于 1% 肝素中，干燥后使用。采血时用左手拇指和食指抓住大鼠两耳间皮肤，将头按在桌面上或鼠笼上，并轻压颈部两侧静脉，阻碍静脉回流，使眼球充分外突。此时，进行眼眶后静脉丛充血。右手持玻璃采血管，将其尖插入内眼角与眼球之间，并轻轻向眼底方向刺入，刺入 4~5 mm，当感到有阻力时即停止刺入。旋转采血管以切开静脉丛，血液即流入采血管中。采血结束后，拔出玻璃采血管，放松左手，出血即停止（图 2-8）。用此法可在短期内重复采血，一次可采血 0.5~1.0 ml。

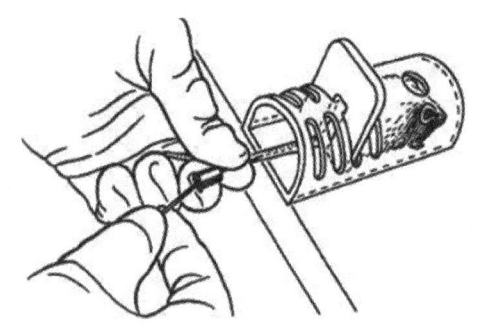
图 2-7 尾尖采血

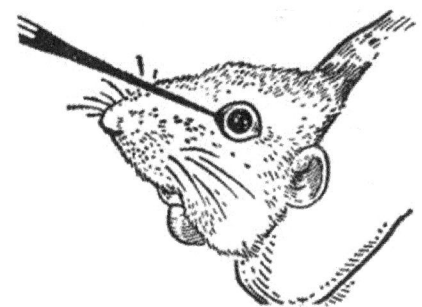
图 2-8 眼眶后静脉丛采血

3. 颈静脉或颈动脉采血 将大鼠麻醉后以仰卧位固定于鼠固定板上，剪去一侧颈部外侧被毛，分离颈静脉或颈动脉，用注射器即可抽取所需血量。也可插入导管，反复采血。

4. 摘眼球采血 用左手拇指和食指尽量将鼠头捏紧，使其眼球突出，右手用镊子或止血钳迅速将眼球摘除，并将大鼠倒置，血液即可从眼眶内流出。此法采血量较大，只适用于一次性采血。

5. 断头采血 用剪刀迅速剪掉鼠头，立即将鼠颈朝下，提起大鼠，血液即可从颈部流入准备好的容器内。

6. 心脏采血 将大鼠麻醉，以仰卧位固定，剪去心前区毛，消毒皮肤，在左侧第 3~4 肋间选择心跳最强处穿刺，血液借心脏搏动的力量进入注射器。

(四) 大鼠的处死方法

1. 吸入麻醉法 使大鼠吸入过量乙醚，在 20~30 s 进入麻醉状态，3~5 min 死亡。如果预定焚烧处理，可将死亡大鼠在空气中放置片刻，除去残余乙醚，以免着火。

2. 二氧化碳吸入法　在减压干燥器上安装长短不同的 2 根管子,将大鼠放入减压干燥器内盖上盖子,从长管送入二氧化碳气体,短管开通以排出容器中的气体,也可将干冰预先放入减压干燥器内。减压干燥器内动物在 3 min 内死去。

3. 注射麻醉法　主要麻醉剂有巴比妥钠类、乌拉坦类等化学药物,也可以注射空气使动物无痛死亡。腹腔注射 150~200 mg/kg 戊巴比妥钠可使大鼠呼吸停止,必要时需检查大鼠的心脏是否搏动。

(五) 大鼠的解剖

(1) 取材前夜禁食,自由饮水。

(2) 大鼠称重,5 ml 的注射器配合适针头抽取戊巴比妥钠(按照 50 mg/kg 的比例)备用。

(3) 用左手的小指和无名指抓住大鼠的尾巴,另外三个手指抓住大鼠的颈部,使大鼠头部向下,这样腹腔中的器官就会自然倒向胸部,可防止注射器刺入时损伤大肠、小肠等器官。右手持注射器,从腹部近腿根处刺入后再从腹部皮下穿行深入。注意动作轻柔,缓慢注射。注射完药物后,缓缓拔出针头,用手指按住针口,轻柔按摩小鼠腹部,促进麻醉药物的吸收,掐大鼠尾部检测大鼠麻醉程度。

(4) 将大鼠四肢固定于解剖台上,暴露小鼠整个胸部和腹部,修剪除去腹部毛发,用 75% 乙醇消毒。

(5) 沿腹侧正中线自生殖器上源由下而上剪开腹部皮肤直至剑突,向两侧钝性剥开皮肤与皮下组织,暴露腹壁浅肌层。沿白线钝性分离腹壁肌肉,剪开腹膜,暴露腹腔,将肝向上翻起,显露肝门,对各组织器官进行取材。

五、常见问题及注意事项

(1) 在进行动物实验时,首先要限制动物的活动及动物的反应情况,同时还要防止被动物咬伤,并保证动物不受伤害,这就需要掌握合理抓取、固定实验动物的方法。具体方法应根据实验内容和动物的种类而定。在抓取、固定动物前,必须对各种动物的一般习性有所了解。

(2) 实验动物的给药途径有很多种,可根据实验目的、动物种类和药物剂型及剂量确定。

(3) 在对大鼠进行采血时,采血方法的选择取决于实验目的、所需血量及动物种类。

(4) 人道地对待大鼠,将处死后的大鼠放在指定位置,搞好实验室卫生。

六、任务结束和清场

任务结束和清场清单见表 2-9。

表 2-9　任务结束和清场清单

事　项	状　态	检 查 结 果	
实验药品	规格合格	合格□	不合格□
实验动物	按要求饲养	合格□	不合格□
所用器材	清洗干净	合格□	不合格□
所用玻璃器皿	清洗干净	合格□	不合格□
废弃物	回收或放于指定位置	合格□	不合格□
操作场地	按要求清洁干净	合格□	不合格□

七、任务评价

任务评价清单见表 2-10。

表 2-10 任务评价清单

评价阶段	序号	评价内容	评价标准	评价结果
操作前	1	明确任务要达到的目的	准确说出任务目的	
	2	明确任务原理	准确说出任务原理	
	3	明确任务的操作步骤	准确说出任务的操作步骤	
	4	任务所需试剂和仪器的准备	正确准备所需试剂和仪器	
操作中	5	操作过程	操作规范,方法正确	
	6	实验器材的使用	操作规范,方法正确	
	7	操作现象的要求	操作中观察到的现象与要求一致	
	8	任务报告	任务报告规范完整,结果正确	
操作后	9	操作时间	按时完成	
	10	清场	按要求完成清场	

任务 3 豚鼠的操作技术

扫码看 PPT

一、学习目标

(一)知识目标

(1)掌握豚鼠相关实验操作技术的概念及具体操作流程。

(2)熟悉动物实验的意义及豚鼠的解剖。

(3)了解选择豚鼠作为实验动物的原因。

(二)能力目标

(1)熟练掌握豚鼠实验的基本操作技术。

(2)学会豚鼠相关的实验方法。

(三)素质目标

(1)培养学生细心、耐心的工作作风以及责任感和实事求是的工作态度。

(2)具有勤于思考、善于观察的精神,并将理论与实践相互结合。

(3)培养团结协作的精神及作为一名医学生的社会责任感与使命感。

(4)提高服务国家、服务人民的社会责任感,并践行社会主义核心价值观,培养学生的敬业精神。

二、知识链接

(一)豚鼠适合的实验类型

豚鼠温顺胆小,易驯服饲养。由于它对组织胺很敏感,故常用于平喘药及抗组织胺药物的研究。豚鼠血管反应敏感，也常用于观察出血及血管通透性的实验。豚鼠对结核杆菌敏感，可用于抗结核药的实验研究。切断动物的迷走神经引起肺水肿的实验中，豚鼠较其他动物敏感。豚鼠体内不能合成 V_c，如果饲料中缺乏 V_c 就会出现 V_c 缺乏症，是研究 V_c 生理功能的动物模型，常用于研究实验性坏血症。在免疫学中，常用豚鼠进行过敏反应和变态反应的研究，如给豚鼠注射马血清，很容易复制成过敏性休克的动物模型。豚鼠的耳蜗发达，故听觉敏锐，听觉音域广，可用于听力实验以及一些内耳疾病的研究。

（二）实验给药量的确定

在研究药物的药理效应时，给药量的确定至关重要。剂量过小，无作用或作用不明显；剂量过大，又易引起中毒。因此，实验给药量的确定通常应遵循以下原则。

（1）一般先利用小鼠等进行急性毒性实验，找出中毒量或致死量，常用其一为药效学实验剂量。

（2）初步确定剂量后，如药物作用不显著，也无明显中毒表现，加大剂量再试；如已出现明显药效和中毒症状，应减少剂量再试。在新药研究中，常在初步确定剂量的上、下或最小有效量与最小中毒量之间设 2～5 个剂量组同时进行。

（3）给药量一般以 mg/kg 体重表示，实验时必须换算成 ml/kg 体重，以便给药。

（三）实验记录格式

实验前认真研究将要进行实验的目的、药物浓度、给药剂量，动物种类、分组、体重、性别，以及观察指标、实验条件、操作步骤等。为了保证实验有条理、有秩序、不遗漏重要观察项目，并有利于实验结果的统计分析，在实验前必须确定实验记录内容。

实验记录内容一般应包括：①动物的种类、体重、性别、编号、分组情况；②实验药物的来源、种类、批号、剂型、浓度、剂量、给药途径；③观察指标的变化，实验进程、步骤及操作方法的详细记录，原始记录描记图纸。

（四）实验结果的整理

实验结束后，应对原始记录进行分析和整理。药理学实验结果有计量资料（如血压值、心率、瞳孔大小、体温变化、生化测定数据和作用时间等）、计数资料（如阳性反应数或阴性反应数、死亡数、存活数等）、记录曲线、心电图、脑电图、照片和现象记录等。计量的资料均应以正确的单位和数值定量表示，不能笼统概括。必要时应对其进行统计处理，以保证结论的可靠性。

为使结果一目了然，尽可能将以上有关数据制成表格或绘成统计图，以便直观地阅读、比较和分析。制作表格时，一般将观察项目列在表内左侧，由上而下逐项填写，而将实验中出现的变化，按照时间顺序，从左至右逐格填写。绘图时，应在坐标的纵坐标和横坐标上标出数值刻度，写明单位，一般以纵坐标表示反应强度，横坐标表示作用时间或药物剂量，并在图的下方注明实验条件，如果实验的作用不是连续性变化，也可用柱状图表示。有曲线记录的实验，应及时在曲线图上标注说明。对实验记录中较长的曲线记录，可选取出现典型变化的段落，剪下后粘贴保存。这里需要注意的是，必须以客观的态度来进行裁剪工作，不论是预期内的结果，还是预期外的结果，均应保留原始记录。

（五）实验报告的书写

实验报告要求结构完整、条理分明、文字简练、书写工整，措辞应注意科学性和逻辑性。

实验报告一般包括如下几项内容。

(1) 实验题目：言简意赅，20字以内。

(2) 实验目的：实验的意义，即要做什么，用什么方法，达到什么目的。

(3) 实验动物：种类、性别、体重、数量等。

(4) 实验药品：名称、浓度、剂量等。

(5) 实验仪器：主要使用的仪器，也包括手术器材、玻璃器材等的数量、使用条件等。

(6) 实验方法：要详细，步骤清晰，能看懂、能重复。如果实验方法临时有变化，或者因操作技术方面的原因影响观察结果时，应做简要说明。

(7) 实验结果：可用文字，也可用表格或图示等多种方法表示，是实验报告中的重要部分，需保证其真实性。应随时将实验中观察到的现象在记录本上记录下来，实验告一段落后立即进行整理。不可单凭记忆或将原始记录搁置很久再做整理，这样易导致实验结果遗漏或错误。实验报告上一般只列经过归纳、整理的实验结果，但原始记录也应保存备查。

(8) 讨论：最能显示学习结果，应针对实验中所观察到的现象与结果，联系课堂上学到的理论知识进行分析和讨论。要根据实验内容详细讨论实验结果说明了什么，是否达到了实验目的、观察到了预期的实验现象；各项指标说明了哪些问题；实验成功或失败的原因，应吸取的经验教训。讨论不可脱离实验结果而空谈理论，讨论中要判断实验中出现的结果是否与理论预期的一致，如果属于预期外的结果，则应分析其产生的可能原因。

(9) 结论：用简短的一两句话，总结实验是否达到预期目的，是否观察到预期的药理作用。实验结论是由实验结果归纳而得出的概括性判断，也是对本实验所能说明的问题、验证的概念或理论的简要总结。在实验结论中不必重述具体实验结果，未获实验证实的理论分析不能写入实验结论中。

整理实验结果和撰写实验报告是对整个实验的总结。通过认真总结，可将在实验过程中获得的感性认识提升到理性认识，从而巩固所学的理论知识。实验报告中应明确指出已经取得的成果、尚未解决的问题以及工作中的优缺点。实验报告是向他人提供研究经验及以后参考的重要资料。应当充分认识撰写实验报告在培养科学素养中的重要性。

（六）豚鼠的编号及分组

豚鼠的编号及分组同小鼠。

三、任务准备

(1) 试剂与材料检查清单见表2-11。

表2-11　试剂与材料检查清单

试剂与材料名称	状　态	检　查　结　果	
生理盐水	正常使用	合格□	不合格□
苦味酸	正常使用	合格□	不合格□
1%肝素	正常使用	合格□	不合格□
75%乙醇	正常使用	合格□	不合格□
乙醚	正常使用，批号：	合格□	不合格□
戊巴比妥钠	正常使用，批号：	合格□	不合格□
消毒器皿、手术剪、毛细管、灌胃针头、注射器、镊子	正常使用	合格□	不合格□

(2) 仪器设备检查清单见表2-12。

表 2-12 仪器设备检查清单

仪器设备名称	状　　态	检 查 结 果
电子天平(1/1000)	正常使用	合格□　　不合格□
鼠笼	正常使用	合格□　　不合格□

四、任务操作

(一) 豚鼠的抓取与固定

豚鼠胆小易惊,抓取时必须稳、准、迅速,先用手掌迅速扣住豚鼠背部,抓住豚鼠肩胛上方,以拇指和食指扣住颈部,其余手指握持躯干,即可轻轻提起、固定。对于体重大的豚鼠,要用另一只手托住其臀部。

(二) 豚鼠的给药途径及给药方法

1. 皮下注射法　注射时用左手拇指和食指轻轻提起豚鼠皮肤,右手持注射器将针头斜刺入皮下,刺穿皮肤后,再平行刺入针头的2/3,若可见针头在皮下摆动,则证明针头已到达给药位置,可推注药液。皮下注射进针的部位,一般选择豚鼠后大腿内侧或下腹部。

2. 皮内注射法　先将豚鼠注射部位的毛剪去,消毒后,将皮试针头紧贴皮肤表层刺入皮内,然后向上挑起后再稍刺入一点,随之缓慢注入一定量的药液。若注射成功,可见皮肤表面鼓起一白色小皮丘。

3. 肌内注射法　肌内注射一般选择肌肉发达、无大血管经过的部位。豚鼠体形小,肌肉少,很少使用肌内注射,如必须肌内注射常在股部注射。注射时要将针头垂直快速刺入肌肉,回抽针栓,如无回血即可注射。

4. 腹腔注射法　用左手固定动物,右手持注射器,在下腹部左侧或右侧使针头与皮肤成45°穿过刺入腹肌,进入腹腔,向心方向推进,约刺入针头的2/3深度,此时有落空感,回抽无肠液、尿液或血液后,缓缓推入药液。

5. 静脉注射法　豚鼠一般采用前肢皮下头静脉,豚鼠的静脉管壁较脆,注射时应特别注意。

6. 灌胃法　用灌胃器将药物直接灌入豚鼠胃内。灌胃器由注射器和特殊的灌胃针头构成。豚鼠的灌胃针头长6~8 cm,直径约1 mm,灌胃针头的尖端焊有一中空小金属球。此金属球的作用是防止针头刺伤气管或损伤消化道。金属球端针管可弯成向内20°左右的角度,以适应豚鼠口腔和食管的生理弯曲。灌胃时用左手固定动物,使其腹部朝内,头部向上并稍倾斜。右手持灌胃器,将灌胃针头弯曲向内。从一侧口角插入口腔,轻压豚鼠的头部使其向后倾斜,使其口腔与食管呈一直线,将灌胃器缓慢向下插入胃内(有落空感),然后将药液注入,一般灌胃针头插入豚鼠口腔的深度为4~6 cm。豚鼠常用灌胃量为1~5 ml。

(三) 豚鼠的采血方法

1. 心脏采血　需两人配合进行,一人按常规方法抓取、固定豚鼠,并使其胸腹部朝上。另一人用左手触摸豚鼠左侧第4、5、6肋间,选择心跳最明显处将注射器针头刺入心脏,血液即流入针管。心脏采血时所用的针头应细而长,以免采血后豚鼠穿孔出血。体重500 g的豚鼠每次可抽血6~7 ml,间隔2~3周后可再次采血。

2. 耳缘切口采血 将豚鼠耳部消毒,用刀片割破耳缘,血液即自切口处流出。此法每次可采血 0.5 ml。

(四)豚鼠的处死方法

1. 吸入麻醉法 使豚鼠吸入过量乙醚,在 20~30 s 进入麻醉状态,3~5 min 死亡。处死时其肺及脑可发生小出血点,在病理解剖时应注意。如果预定焚烧处理,可将死亡豚鼠在空气中放置片刻,除去残余乙醚,以免着火。

2. 注射麻醉法 应用戊巴比妥钠注射麻醉处死。腹腔注射麻醉时 3 倍以上的剂量,方可使豚鼠呼吸停止。

五、常见问题及注意事项

(1)防止被豚鼠咬伤、抓伤,受伤后用清水冲洗,碘伏消毒。
(2)防止被注射器等锐器刺伤。
(3)人道地对待豚鼠,将处死后的豚鼠放在指定位置,搞好实验室卫生。

六、任务结束和清场

任务结束和清场清单见表 2-13。

表 2-13 任务结束和清场清单

事　项	状　态	检 查 结 果	
实验药品	规格合格	合格□	不合格□
实验动物	按要求饲养	合格□	不合格□
所用器材	清洗干净	合格□	不合格□
所用玻璃器皿	清洗干净	合格□	不合格□
废弃物	回收或放于指定位置	合格□	不合格□
操作场地	按要求清洁干净	合格□	不合格□

七、任务评价

任务评价清单见表 2-14。

表 2-14 任务评价清单

评价阶段	序号	评价内容	评价标准	评价结果
操作前	1	明确任务要达到的目的	准确说出任务目的	
	2	明确任务原理	准确说出任务原理	
	3	明确任务的操作步骤	准确说出任务的操作步骤	
	4	任务所需试剂和仪器的准备	正确准备所需试剂和仪器	
操作中	5	操作过程	操作规范,方法正确	
	6	实验器材的使用	操作规范,方法正确	
	7	操作现象的要求	操作中观察到的现象与要求一致	
	8	任务报告	任务报告规范完整,结果正确	
操作后	9	操作时间	按时完成	
	10	清场	按要求完成清场	

任务4　家兔的操作技术

扫码看PPT

一、学习目标

（一）知识目标
(1) 熟悉家兔实验操作技术的基本知识。
(2) 掌握通过家兔验证药物药效学和药动学的实验的操作方法。

（二）能力目标
(1) 熟练掌握家兔捉拿、给药、麻醉、采血、解剖、处死等基本技能操作方法。
(2) 学会家兔实验操作技术。

（三）素质目标
(1) 具有良好的责任意识、团结协作的精神，提高学生服务国家、服务人民的社会责任感。
(2) 具有认真、细致、耐心的工作作风，培养学生的责任感，形成良好的职业道德、严谨的工作作风、实事求是的工作态度。
(3) 具有勤于思考、善于观察、善于学习的精神。
(4) 培养家兔实验操作技能，能够运用家兔评价药物的药效学和药动学，并践行社会主义核心价值观，培养学生的敬业精神。

二、知识链接

（一）家兔的特性及适合的药理学实验
家兔易驯服、易得，且便于静脉注射和灌胃给药，因而广泛用于科研教学中。家兔常用于直接描记呼吸、血压的药效学实验及卵巢、胰岛等内分泌实验。家兔心脏在离体情况下可搏动很久，是观察哺乳动物心脏直接作用比较合适的模型。家兔体温变化敏感，常用于体温实验及热源检查。

（二）家兔的性别鉴别
(1) 雄兔可见阴囊，两侧各有一个睾丸；按压生殖器部可露出阴茎。
(2) 雌兔的腹部有5对乳头。

（三）家兔的编号方法
(1) 慢性实验中，常采用挂金属牌、背部或耳部烙印号码，也可在耳部打孔。
(2) 急性实验中，主要采用化学染剂，经常应用的有以下几种方法。
①涂染红色：0.5%中性红或品红溶液。
②涂染黄色：3%～5%苦味酸溶液，较常用。
③涂染咖啡色：2%硝酸银溶液。
④涂染黑色：煤焦油乙醇溶液。
注：涂染时注意面积要小，色要深。

（四）家兔的给药方式
1. 耳缘静脉注射法　一人操作时，将家兔放在固定箱或实验台上，选好耳缘静脉（在耳背的下缘),拔除局部的毛,用乙醇棉球涂擦,并用食指轻弹使血管扩张。用左手的食指和中指夹住耳根部,拇指和无名指夹住耳尖部拉直;右手将抽好药液的注射器针头(6~7号针头)刺入血管,用左手拇指和食指使针头和兔耳固定,将药液推入。如针头在血管内,则推注轻松,并可见血液被药液冲走;如针头不在血管内,则推注有阻力,耳局部变白或肿胀,应立即拔出,重新注射。注射完毕,先用手指或棉球压在针眼上,再拔出针头,并继续按压片刻,防止出血。如两人操作,一人固定兔子,右手暴露血管,压住耳根部使血管充盈,另一人注射给药。

2. 灌胃法 两人合作,一人坐下,两腿夹住兔身,左手固定兔耳,右手抓住前肢;另一人将开口器从嘴角插入口腔,压在舌上,并向后翻转几下,使兔舌伸直。取8号导尿管由开口器中部的小孔插入食管约15 cm(可将导尿管外端浸入水中,不见气泡则表示插在胃中)。如插入气管,则家兔剧烈挣扎、呼吸困难。插好后,把注射器接在导尿管上,推入药液。再注入少量空气,使导尿管中所有药液进入胃内。灌完药液后,先慢慢抽出导尿管,再取出开口器。一般用药量为5~20 ml/kg。

3. 腹腔、肌内、皮下注射法 基本同小鼠,针头可稍大(6~7号),给药量可稍多,一般腹腔注射量为1.0~5.0 ml/kg,肌内、皮下注射量为0.5~1.0 ml/kg。

4. 眼内给药法 将家兔固定在兔箱内或夹在腋下,左手拇指和食指拉开兔下眼睑成杯状,中指压住眼内眦,以防药液由鼻泪管流入鼻腔内而被吸收。滴入药液1~2滴,再将下眼睑向上合拢,使眼球充分接触药液,约1 min后将手放开,让药液自然流出。

(五)家兔的采血方法

1. 耳缘静脉采血 将家兔置于固定箱内,剪(拔)去拟采血部位的毛,再用电灯照射加热或用乙醇棉球涂擦,使耳部血管扩张。用粗针头刺破耳缘静脉或以刀片在血管上切一小口,让血自然流出,滴入盛器内(亦可用配有6~7号针头的注射器直接缓慢抽取)。采血完毕,用干棉球按压止血,或用木夹夹住10~20 min。

2. 心脏穿刺采血 背位固定(或助手用左右手分别捉住兔的后肢和前肢,使兔右侧卧于桌角),在左胸第2~4肋间剪毛一块,用碘酒和乙醇棉球消毒,然后用配有7号针头的10~20 ml注射器在心跳最明显处穿刺。针头刺入心腔,即有血液流入注射器(或边穿刺边抽)。采血完毕,迅速将针头拔出,使心肌穿孔容易愈合。

3. 股动脉采血 背位固定,助手拉直家兔采血侧后肢,采血者左手摸准血管搏动明显处,右手持注射器,将针头垂直刺入股动脉(如穿刺过深,可边抽边缓慢后退)。若已刺入股动脉,即有鲜红色血液流入注射器。采血完毕,迅速拔出针头,用干棉球压迫止血2~3 min。

4. 颈动脉采血 家兔麻醉(全麻,亦可用1%普鲁卡因2 ml进行局麻),背位固定,切口并剥离一侧颈动脉,结扎远心端,穿刺近心端取血(亦可插入塑料插管放血)。如要动物存活,采血完毕后结扎近心端动脉,缝合创口,并用消毒纱布覆盖,胶布固定,还要注意创口及器械的消毒。

(六)家兔整体体征观察及应对方法

(1)兔耳耷拉:表示家兔饮水不足,这时需及时给家兔补充水分,否则会影响实验结果。

(2)家兔呼吸急促并伴有鸣声:表示家兔呼吸系统有问题,气管插管时应注意清理气管,并在不需要呼吸频率数据的时段打开Y形软管,使呼吸通畅。时刻注意呼吸频率的变化。

(3)血压降低:可能因失血过多,此时家兔可能已经休克。

三、任务准备

(1)试剂与材料检查清单见表2-15。

表 2-15　试剂与材料检查清单

试剂与材料名称	状　　态	检 查 结 果	
麻醉药物:乌拉坦	正常使用	合格□	不合格□
麻醉药物:普鲁卡因	正常使用	合格□	不合格□

（2）器材检查清单见表 2-16。

表 2-16　器材检查清单

器 材 名 称	状　　态	检 查 结 果	
兔笼	正常使用	合格□	不合格□
电子天平	正常使用	合格□	不合格□
手术台	正常使用	合格□	不合格□
1 ml/2 ml/5 ml 注射器	正常使用	合格□	不合格□
家兔灌胃器	正常使用	合格□	不合格□
碘酒、乙醇棉球	正常使用	合格□	不合格□
麻绳、结扎线	正常使用	合格□	不合格□
手术剪	正常使用	合格□	不合格□
手术刀	正常使用	合格□	不合格□
止血钳	正常使用	合格□	不合格□
塑料管	正常使用	合格□	不合格□

四、任务操作及注意事项

（一）家兔的提拿

1. 实验方法　先轻轻打开笼门,勿使家兔受惊,随后手伸入笼内,从头前阻拦其跑动,一只手迅速抓住家兔颈背部的皮毛,慢慢提起家兔,然后用另一只手轻轻托住其臀部,尽量使家兔处于舒适、放松的状态。

2. 注意事项　避免抓住耳朵提拿家兔,这样不但会损伤家兔的耳朵,而且易使家兔紧张,并激起挣扎和反抗。抓取家兔时手法不当、动作过激,会导致家兔受惊,强烈挣扎并长时间处于激动状态,大脑皮层细胞兴奋阈值增加,肾上腺素释放,大脑中枢电位频率增高,大脑皮层运动区过度兴奋,使麻醉效果不佳。

（二）家兔的称重与放置

1. 实验方法　兔笼放置在电子天平上称重,去皮。将家兔脖子卡在兔笼头端的凹槽,盖上兔笼盖,使兔子呈趴伏状,记录数据。压住兔笼盖和后座,将兔笼转移到操作台,准备实验。

2. 注意事项　兔笼重量提前去皮。尽量避免头尾不对应。时刻注意压住兔笼盖,避免转移途中家兔挣脱。

（三）耳缘静脉麻醉

1. 实验方法

（1）静脉注射前准备工作:注射前应拔除待注射血管部位的兔毛,轻柔或以手指轻弹待注射的血管,或用乙醇棉球涂擦待注射的血管使其充血扩张。

(2) 注射手法:左手食指和中指夹住静脉的近端,拇指绷紧静脉的远端,无名指及小指垫在下面,右手持头皮针尽量从静脉的远端刺入。若回抽注射器有暗红色血液流出或注射时无阻力、无隆起现象,说明针头在血管内。移动拇指于针头上以固定针头,放开食指和中指,将药液缓慢注入,然后拔出针头,用手压迫针眼片刻。

注:本实验所用麻醉药乌拉坦的剂量为 1000 mg/kg。

2. 注意事项

(1) 进针部位宜选择耳缘静脉远心端,若注射失败,可向近心端前移一段再进行注射。

(2) 可用乙醇棉球擦拭,使耳缘静脉血管扩张,便于操作。

(3) 静脉注射必须缓慢(大概每分钟推注 5 ml),同时观察家兔肌肉紧张、角膜反射和对皮肤夹捏的反应,当这些活动明显减弱或消失时,应立即停止注射。在注射麻醉药物时,可先用麻醉药物总量的 2/3,密切观察家兔生命体征的变化。若已达到预计麻醉效果,剩余药液可暂不注射,以避免麻醉过深抑制呼吸中枢,导致家兔死亡。

(四) 实验动物的固定

1. 实验方法 将家兔麻醉后,使其仰卧,固定于手术台上,颈部伸直,口腔与气管成一直线,保持气管畅通。用麻绳打类蝴蝶结固定家兔四肢,将棉麻线一端套住家兔上切牙,另一端固定在兔台头端,使家兔四肢和头部伸展并固定。

2. 注意事项

(1) 打结最好打利于捆缚的结,避免家兔挣脱。

(2) 尽量使颈部伸直,避免扭曲。

(五) 清理兔毛

1. 实验方法 使用弯头兔毛剪剪掉实验部位的兔毛。

2. 注意事项

(1) 左手捏住要剪的兔毛,方便剪掉后及时清理。注意不要将兔毛拎起,这样容易剪到皮肤和皮下神经,引起家兔的强烈挣扎。

(2) 尽量清理干净,并且避免兔毛乱飞,可在废物桶中加水,防止兔毛乱飘。

(六) 组织切开

1. 实验方法

(1) 组织切开的一般原则:根据实验目的和要求,确定手术切口的部位和大小,如肾切除取左背部斜切口,肠切除取腹正中切口。

(2) 根据不同部位的切口,采用不同的执刀方法。常用的执刀方法有 3 种,执刀方法和组织切开操作方法见图 2-9。

2. 注意事项

(1) 切开前,应先将切口部位的皮肤(或组织)拉紧,使其平坦、紧张而固定。

(2) 刀刃与切开的组织垂直,以一次切开为佳。

(3) 组织要逐层切开,并以按皮肤纹理或各组织的纤维方向切开为佳。

(4) 应选择无重要血管及神经横贯的地方切开,以免将其损伤。

(5) 选择切口时,应注意选择易于敷料或导管包扎和固定的部位,避免术后家兔活动时碰撞、摩擦而致敷料或导管脱落。

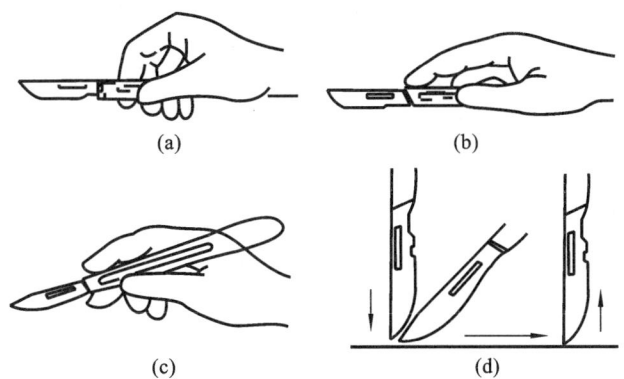

图 2-9 执刀方法和组织切开操作方法

（七）组织分离

1. 实验方法 组织分离目的在于充分显露深层的组织或血管,便于手术操作。组织分离的一般原则如下。

（1）根据不同部位手术的需要,采用不同的分离方法。常用的分离方法有 2 种:①用刀或剪做锐性分离,用剪、割的方式将组织分离。该法常用于致密组织,如皮肤、韧带、筋膜等的分离。②用止血钳、手指或刀柄等将组织推开或牵拉开的钝性分离。该法多用于皮下组织、肌肉筋膜间隙等疏松组织的分离。

（2）沿正常组织间隙分离。这样易于分离,且出血少,视野干净、清楚。

2. 注意事项

（1）肌肉组织的分离:应顺肌纤维方向做钝性分离。若需要横行切断分离,应在切断处上下端先夹两把血管钳,切断后结扎两断端,以防肌肉中血管出血。

（2）神经、血管的分离:应顺其平行方向分离。要求动作轻、柔,细心操作,切忌横向过分拉扯,以防断裂。

（八）气管插管

1. 实验操作 气管插管的目的主要是辅助呼吸,测定气道压力、通气量以及描记呼吸曲线等。气管插管的一般原则有以下两点。

（1）气管的暴露和分离:切开皮肤后,用止血钳对肌肉、气管、血管和神经进行钝性分离。钝性分离皮下组织,暴露颈部肌肉,分开颈部正中肌群即可看到气管。在甲状腺下 1～1.5 cm 处,用止血钳将气管后的软组织稍加分离,在气管下穿 2 条较粗的结扎线,结扎、固定气管插管时使用。

（2）气管插管:在甲状腺下 1～2 cm 处,用手术剪将气管软骨环剪一倒"T"形切口,剪开气管口径约一半,用棉签向肺方向擦净气管内分泌物,然后再向肺方向插入气管插管。用已穿好的结扎线扎紧后,再在插管的侧管上打结,以防插管脱出。

2. 注意事项

（1）切忌粗暴操作,勿伤及甲状腺及气管两侧后方的静脉。

（2）不要在气管软骨环之间的气管组织处切开,因为此处血管较多。如仍有出血,可用温湿纱布压迫片刻,同时将兔台后部抬高,使兔头位置低下,以防血液流入气管造成窒息,出血停止后再做气管插管。

(3) 插管前注意检查气管内有无内分泌物,若有,先清理再插管;插管后,若气管中内分泌物或血液较多,可用一细塑料管从插管的侧管处将液体吸出。

(4) 用已穿好的结扎线扎紧后,再在插管的侧管上打结,以防插管脱出。

(5) 气管插管的过程中应随时注意观察家兔的呼吸变化,最好隔一段时间放开被夹闭的Y形管软管,避免人为性呼吸衰竭。

(九) 颈总动脉的分离及插管

1. 实验操作 沿胸锁乳突肌前缘分离胸骨舌骨肌与胸骨甲状肌之间的结缔组织,在肌缝下找到呈粉红色的较粗血管,用手指触之有搏动感,即为颈总动脉。分离颈总动脉时应选在距甲状腺以下较远地方开始,防止将甲状腺前动脉切断。用玻璃分针轻轻分离该动脉与神经之间的结缔组织,切勿损伤血管和神经。在分离好的颈总动脉下面穿过2根结扎线,先结扎远心端,再用动脉夹夹闭血管近心端。于远心端结扎线前用眼科剪成45°角做V形切口,剪开血管管径的1/3～1/2。将准备就绪的动脉导管插入血管2～3 cm,用备用线将导管与血管牢固结扎并与远心端结扎线连接扎紧,以防导管滑脱。取下动脉夹,可见导管中有动脉回血,并随心跳而搏动。用少许肝素将回血推回血管内,实时观察血压。

2. 注意事项

(1) 分离颈总动脉时应选在距甲状腺以下较远地方开始,防止将甲状腺前动脉切断,并且切勿损伤血管和神经。伴行血管的一束神经包括迷走神经,最粗且明亮;交感神经次之,光泽较暗;最细的是减压神经。

(2) 为了便于插管,颈总动脉应尽量分离得长一些。一般家兔分离4～5 cm,豚鼠和大鼠分离2～3 cm。

(3) 结缔组织尽量分离干净,否则插管时容易插到膜内。

(4) 2根结扎线可通过1根线对折穿过动脉下后剪断获得。远心端结扎线和备用结扎线一定要扎紧,避免出血。

(5) 操作动脉夹时一定要小心,避免磨破动脉,最好将动脉夹深入颈总动脉下,用动脉夹中段夹闭血管,以防夹闭不完全。

(6) 插入血管内的插管尽量长,这样易于固定,但是一定不要插到动脉夹夹闭处,因为插管和动脉夹都是硬性材料,两者触碰易使动脉血管破裂。

(7) 喷血时,应迅速找到出血口,并及时夹闭近心端血管,用棉球清理创面。若出血还不停止,则考虑是否为远心端结扎线未扎紧,并夹闭远心端。若各种措施都不起效,则可以考虑完全结扎实验侧颈总动脉。

(8) 若少量出血,可能是毛细血管受到损伤,这时可用棉球轻轻压迫创面止血。

(十) 输尿管插管

1. 实验方法 下腹部剪毛,用普鲁卡因局部麻醉,在耻骨联合处向上沿中线做长约4 cm的切口,沿腹白线切开腹膜,暴露膀胱,并将膀胱翻向体外,在膀胱底部找到并分离两侧输尿管,在输尿管靠近膀胱处用线结扎,略等片刻,待输尿管略充盈后,用眼科剪剪一小口,向肾方向插入一根细塑料管,结扎,收集尿液。

2. 注意事项

(1) 家兔膀胱十分脆弱,分离时应用镊子探查,避免直接用手术刀或眼科剪粗暴分离。

(2) 输尿管位置较深,分离和插管时需一人协助拨开肠管和拉扯膀胱,此时需注意用力大小。用力过大时,膀胱会因尿液排出而迅速缩小(并不影响实验)。

(3) 如果可以,分离输尿管时避免损伤伴行血管,否则会导致大出血,影响视线。

(4) 结扎输尿管近膀胱处后,可略等片刻,待输尿管略充盈后在剪口处插管会容易很多。

(5) 用于插管的细塑料管的剪口需有一定锐度,但锐度过大易损伤输尿管。插管时,可转动细塑料管使斜面向下,否则易刺破输尿管。

(十一)处死

1. 实验方法 空气栓塞法。

2. 注意事项 判断家兔死亡的标准主要是呼吸停止,但是有时发现家兔呼吸停止,心脏还在搏动,可能是生物电还存在波动,心脏自律细胞还在活动,但此时心脏功能细胞其实已经停止工作,故可以判定为死亡。人道地对待家兔,将处死后的家兔放在指定位置,搞好实验室卫生。

五、任务结束和清场

任务结束和清场清单见表 2-17。

表 2-17 任务结束和清场清单

事 项	状 态	检 查 结 果	
家兔用后处死	处死后无生命体征	合格□	不合格□
一次性注射器	盖好针帽后丢弃到指定位置	合格□	不合格□
兔笼	清洁干净	合格□	不合格□
废弃物	回收或放于指定位置	合格□	不合格□
操作场地	按要求清洁干净	合格□	不合格□

六、任务评价

任务评价清单见表 2-18。

表 2-18 任务评价清单

评价阶段	序号	评价内容	评价标准	评价结果
操作前	1	明确任务要达到的目的	准确说出任务目的	
	2	明确任务原理	准确说出任务原理	
	3	明确任务的操作步骤	准确说出任务的操作步骤	
	4	任务所需试剂和仪器的准备	正确准备所需试剂和仪器	
操作中	5	操作过程	操作规范,方法正确	
	6	实验器材的使用	操作规范,方法正确	
	7	操作现象的要求	操作中观察到的现象与要求一致	
	8	任务报告	任务报告规范完整,结果正确	
操作后	9	操作时间	按时完成	
	10	清场	按要求完成清场	

下篇

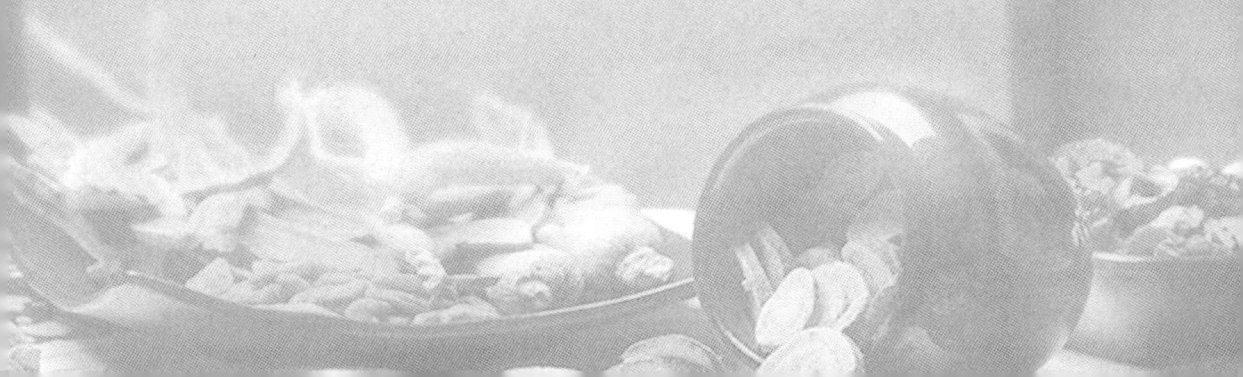

模块三

GMP 中洁净室（区）尘粒数和微生物数的监测

任务1 悬浮粒子的测定

扫码看 PPT

一、学习目标

（一）知识目标

(1) 掌握悬浮粒子的概念、检查方法及结果判断。
(2) 熟悉 GMP 环境监测的相关概念。
(3) 了解悬浮粒子检查的相关仪器。

（二）能力目标

(1) 熟练掌握悬浮粒子检查的操作方法。
(2) 树立"无菌"环境的意识。

（三）素质目标

(1) 具有良好的责任意识、团结协作的精神，提高学生服务国家、服务人民的社会责任感。
(2) 具有认真、细致、耐心的工作作风，培养学生的责任感，形成良好的职业道德、严谨的工作作风、实事求是的工作态度。
(3) 具有勤于思考、善于观察、善于学习的精神。
(4) 树立"无菌"环境的意识，掌握无菌操作的技能，树立安全性与有效性的药品质量的观念，并践行社会主义核心价值观，培养学生的敬业精神。

二、知识链接

（一）悬浮粒子的定义

用于空气洁净度分级的悬浮粒子是直径范围为 0.1～1000 μm 的固体和液体粒子。对于悬浮粒子计数测量仪，一个微粒球的面积或体积产生一个响应值，不同的响应值等价于不同的微粒直径。

（二）悬浮粒子的测试依据及仪器

悬浮粒子的测试依据是《医药工业洁净室（区）悬浮粒子的测试方法》(GB/T 16292—2010)。悬浮粒子的测试仪器是光散射粒子计数器（用于粒径≥0.5 μm 的悬浮粒子计数）或激光粒子计数器（用于粒径≥0.1 μm 的悬浮粒子计数，图 3-1）。

（三）悬浮粒子的测试方法

1. 测试条件 在测试之前，要对洁净室（区）相关参数进行预先测试，包括温度和相对湿度

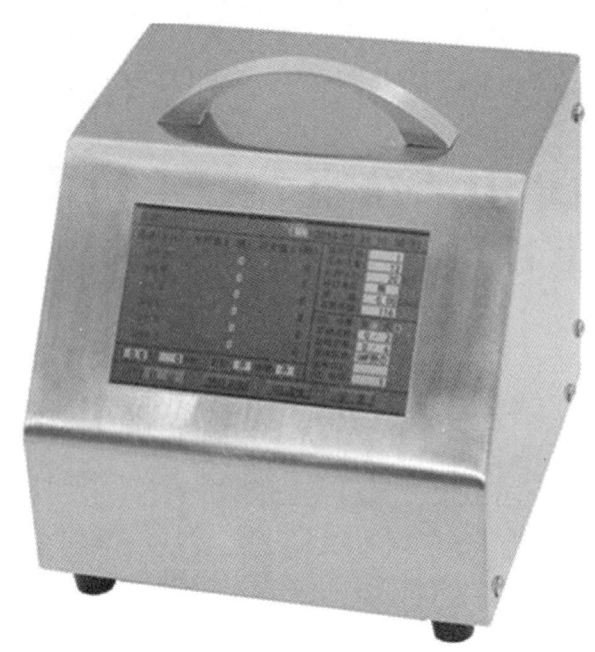

图 3-1　激光粒子计数器

的测试,室内送风量或风速的测试(或压差的测试),高效过滤器的泄漏测试。

2. 测试状态　空态、静态和动态 3 种状态均可进行测试。空态或静态测试时,室内测试人员不得多于 2 人。测试报告中应标明测试时所采用的状态和室内测试人员的数量。

3. 测试时间　空态或静态测试时,对单向流洁净室(区)而言,测试宜在净化空气调节系统正常运行不少于 10 min 后开始。对非单向流洁净室(区),测试宜在净化空气调节系统正常运行 30 min 后开始。静态测试时,对单向流洁净室(区),测试宜在生产操作人员撤离现场 10 min 后开始;对非单向流洁净室(区),测试宜在生产操作人员撤离现场 20 min 后开始。动态测试时,需记录洁净室生产开始的时间以及测试时间。

4. 采样

(1) 采样点数目及其布置:空态或静态测试时,悬浮粒子采样点数目及其布置应力求均匀,并不得少于最少采样点数目。动态测试时,悬浮粒子采样点数目及其布置应根据产品的生产及工艺关键操作区设置。

(2) 采样次数的限定:对任何小洁净室(区)或局部空气净化区域,采样点的数目不得少于 2 个,总采样次数不得少于 5 次。每个采样点的采样次数可以多于 1 次,且不同采样点的采样次数可以不同。

(3) 采样量:不同洁净度级别每次最小的采样量不同。

(四) 计算测试结果

1. 采样点的平均悬浮粒子浓度　采样点的平均悬浮粒子浓度 A 按式(3-1)计算:

$$A = \frac{\sum_{i=1}^{n} C_i}{n} \tag{3-1}$$

式中:A 为某一采样点的平均悬浮粒子浓度,粒/米^3;

C_i 为某一采样点的悬浮粒子浓度($i=1,2,\cdots,n$),粒/米^3;

n 为某一采样点上的采样次数,次。

2. 平均值的均值 M 平均值的均值 M 按式(3-2)计算:

$$M = \frac{\sum_{i=1}^{L} A_i}{L} \tag{3-2}$$

式中: M 为平均值的均值,即洁净室(区)的平均悬浮粒子浓度,粒/米³;

A_i 为某一采样点的平均悬浮粒子浓度($i=1,2,\cdots,n$),粒/米³;

L 为某一洁净室(区)内的总采样点数,个。

3. 标准差 SE 标准差 SE 按式(3-3)计算:

$$SE = \sqrt{\frac{(A_1-M)^2+(A_2-M)^2+\cdots+(A_L-M)^2}{L-1}} \tag{3-3}$$

式中:SE 为平均值均值的标准误差,粒/米³。

4. 95%置信上限 UCL 95%置信上限 UCL 按式(3-4)计算:

$$UCL = M + t \times SE/\sqrt{L} \tag{3-4}$$

式中:UCL 为平均值均值的 95%置信上限,粒/米³;

t 为 95%置信上限的分布系数,见表 3-1。

表 3-1 95%置信上限的分布系数

采样点 L	2	3	4	5	6	7	8	9	>
t	6.31	2.92	2.35	2.13	2.02	1.94	1.90	1.86	—

注:当采样点数多于 9 点时,无须计算 UCL。

(五) 判定测试结果

判断悬浮粒子的洁净度级别应同时满足以下两个条件:①采样点的平均悬浮粒子浓度必须不大于规定的级别界限,即 $A_i \leqslant$ 级别界限;②全部采样点的悬浮粒子浓度平均值均值的 95%置信上限必须不大于规定的级别界限,即 UCL $\leqslant$ 级别界限。

三、任务准备

(1) 试剂与材料检查清单见表 3-2。

表 3-2 试剂与材料检查清单

材 料 名 称	状 态	检 查 结 果
采样管	正常使用	合格□ 不合格□
温湿度计	正常使用	合格□ 不合格□

(2) 仪器设备检查清单见表 3-3。

表 3-3 仪器设备检查清单

仪器设备名称	状 态	检 查 结 果
激光粒子计数器	正常使用	合格□ 不合格□
超净工作台	正常使用	合格□ 不合格□

四、任务操作

(1) 根据房间及超净工作台面积,确定采样点数量及采样点图。制订采样计划,按需准备物品。

(2) 启动超净工作台,至少运行 10 min。

（3）清洁测试仪器表面。

（4）仪器开机，预热至稳定后，按测试仪器说明书的规定对仪器进行校正，同时检查采样流量和等动力空气采样头。

（5）依次将采样管置于采样点进行采样。当计数趋于稳定后，开始连续读数。

（6）打印数据，计算结果。

（7）填写报告书。报告书可参考附录表3-1。

五、常见问题及注意事项

（1）单向流洁净室，计数器的采样管口朝向应正对气流方向；非单向流洁净室，采样管口应垂直向上。

（2）布置采样点时，应避开回风口。

（3）采样时测试人员应站在采样口的下风侧。

（4）采样点与设备重叠时，可取消采样点或将采样点设在设备的上风处。

（5）采样完毕后，宜对激光粒子计数器进行自净操作。

（6）应采取措施防止采样过程的污染。

六、任务结束和清场

任务结束和清场清单见表3-4。

表3-4 任务结束和清场清单

事　项	状　态	检查结果	
激光粒子计数器	清洁后关闭	合格□	不合格□
超净工作台	清洁后关闭	合格□	不合格□
操作场地	按要求清洁干净	合格□	不合格□

七、任务评价

任务评价清单见表3-5。

表3-5 任务评价清单

评价阶段	序号	评价内容	评价标准	评价结果
操作前	1	明确任务要达到的目的	准确说出任务目的	
	2	明确任务原理	准确说出任务原理	
	3	明确任务的操作步骤	准确说出任务的操作步骤	
	4	任务所需试剂和仪器的准备	正确准备所需试剂和仪器	
操作中	5	操作过程	操作规范，方法正确	
	6	仪器的使用	操作规范，方法正确	
	7	操作现象的要求	操作中观察到的现象与要求一致	
	8	任务报告	任务报告规范完整，结果正确	
操作后	9	操作时间	按时完成	
	10	清场	按要求完成清场	

任务 2　沉降菌的测定

扫码看 PPT

一、学习目标

(一) 知识目标

(1) 掌握沉降菌检查的概念、方法及结果判断。
(2) 熟悉 GMP 环境监测的相关概念。
(3) 了解沉降菌检查相关进展。

(二) 能力目标

(1) 熟练掌握沉降菌检查操作方法。
(2) 树立"无菌"环境的意识。

(三) 素质目标

(1) 具有良好的责任意识、团结协作的精神,提高学生服务国家、服务人民的社会责任感。
(2) 具有认真、细致、耐心的工作作风,培养学生的责任感,形成良好的职业道德、严谨的工作作风、实事求是的工作态度。
(3) 具有勤于思考、善于观察、善于学习的精神。
(4) 树立"无菌"环境的意识与无菌的操作技能,树立安全性与有效性的药品质量的观念,并践行社会主义核心价值观,培养学生的敬业精神。

二、知识链接

(一) 沉降菌的定义

用任务1提及的方法(自然沉降法)收集空气中的活微生物粒子,通过专门的培养基,在适宜的生长条件下培养至可见菌落。

(二) 测试依据

沉降菌的测试依据是《医药工业洁净室(区)沉降菌的测试方法》(GB/T 16294—2010)。

(三) 测试仪器

(1) 培养皿(90 mm×15 mm)。
(2) 培养基:胰酪大豆胨琼脂培养基(TSA)或沙氏葡萄糖琼脂培养基(SDA)。
(3) 恒温培养箱。
(4) 高压蒸汽灭菌锅。

(四) 测试方法

采用沉降法,即通过自然沉降原理用培养基平板收集空气中的微生物粒子,经若干时间,在适宜的条件下让其繁殖至可见菌落后再进行计数,以平板中的菌落数来判定洁净环境内的活微生物数,并以此来评定洁净室(区)的洁净度。

1. 测试条件　同悬浮粒子的测定。
2. 测试状态　空态、静态和动态3种状态均可进行测试。静态测试时,室内测试人员不得多于2人。测试报告中应标明测试时所采用的状态和室内测试人员的数量。

3. 测试时间 同悬浮粒子的测定。

4. 采样

（1）采样点数目及其布置：沉降菌的采样点数目和位置可参见悬浮粒子的测定方法。

（2）最少培养皿数：在满足最少采样点数的同时，还应满足最少培养皿数。最少培养皿数见表3-6。

表3-6 最少培养皿数

洁净级别	所需90 mm培养皿数(以沉降0.5 h计)/个
A	14
B	2
C	2
D	2

（3）采样次数：每个采样点一般采样1次。

（五）计算结果

用计数方法得出各个平板的菌落数，然后按式(3-5)计算平均菌落数：

$$m = \frac{\sum_{i=1}^{n} m_i}{n} \tag{3-5}$$

式中：m 为平均菌落数；

m_i 为某一平板菌落数，$i=1,2\cdots,n$；

n 为培养皿总数。

（六）判定结果

用平均菌落数判断洁净室（区）空气中的微生物。每个测试点的平均菌落数必须低于所选定的评定标准。静态测试时，若某测试点的沉降菌平均菌落数超过评定标准，则应重新采样2次，2次测试结果均合格才能判为符合。

三、任务准备

（1）试剂与材料检查清单见表3-7。

表3-7 试剂与材料检查清单

试剂与材料名称	状　态	检　查　结　果	
消毒剂：75%乙醇溶液	正常使用	合格□	不合格□
消毒剂：0.2%苯扎溴铵溶液	正常使用	合格□	不合格□
沙氏葡萄糖琼脂培养基	正常使用，批号：	合格□	不合格□
胰酪大豆胨琼脂培养基	正常使用，批号：	合格□	不合格□
玻璃培养皿	正常使用	合格□	不合格□
一次性塑料培养皿	正常使用	合格□	不合格□

（2）仪器设备检查清单见表3-8。

表3-8 仪器设备检查清单

仪器设备名称	状 态	检 查 结 果
恒温培养箱	20~25 ℃、30~35 ℃	合格□ 不合格□
高压蒸汽灭菌锅	正常使用	合格□ 不合格□
电子天平	正常使用	合格□ 不合格□
超净工作台	正常使用	合格□ 不合格□
电热干燥箱	正常使用	合格□ 不合格□

四、任务操作

(1) 根据房间及超净工作台面积,确定采样点数量及采样点图。
(2) 根据采样点数量,确定培养皿数,配制所需培养基并灭菌。
(3) 将灭菌后的培养基倒入培养皿中,进行预培养。
(4) 启动超净工作台,至少运行10 min。
(5) 测试前培养皿表面严格消毒。
(6) 采样:将已制备好的平板按采样点图逐个放置,然后从里到外逐个打开培养皿盖,使平板表面暴露在空气中(图3-2)。静态测试时,培养皿暴露时间为30 min。

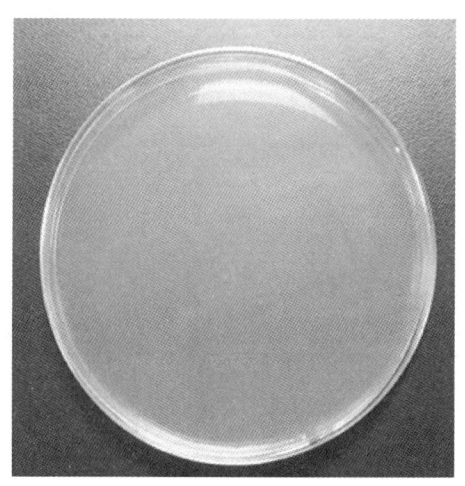

图3-2 采样时应全部暴露培养基

(7) 培养:全部采样结束后,将培养皿倒置于恒温培养箱中培养。采用TSA配制的培养皿经采样后,在30~35 ℃培养箱中培养,时间不少于2天;采用SDA配制的培养皿经采样后,在20~25 ℃培养箱中培养,时间不少于5天。
(8) 菌落计数:用肉眼对平板上所有的菌落直接计数、标记,或在菌落计数器上点计,然后用5~10倍放大镜检查有无遗漏。若平板上有2个或2个以上的菌落重叠,可分辨时仍以2个或2个以上菌落计数。
(9) 计算结果及填写报告书。报告书模板见附录表3-2。

五、常见问题及注意事项

(1) 布置采样点时,应尽量避开回风口。
(2) 采样时,测试人员应在采样点的下风侧,并尽量少活动。
(3) 应采取措施防止采样过程的污染。

六、任务结束和清场

任务结束和清场清单见表3-9。

表3-9 任务结束和清场清单

事 项	状 态	检 查 结 果
超净工作台	清洁后关闭	合格□ 不合格□
恒温培养箱	正常运行	合格□ 不合格□
高压蒸汽灭菌锅	清洁后关闭	合格□ 不合格□
微生物污染过的器材	灭菌并清洗干净	合格□ 不合格□
所用玻璃器皿	清洗干净	合格□ 不合格□
废弃物	回收或放于指定位置	合格□ 不合格□

七、任务评价

任务评价清单见表3-10。

表3-10 任务评价清单

评价阶段	序号	评价内容	评价标准	评价结果
操作前	1	明确任务要达到的目的	准确说出任务目的	
	2	明确任务原理	准确说出任务原理	
	3	明确任务的操作步骤	准确说出任务的操作步骤	
	4	任务所需试剂和仪器的准备	正确准备所需试剂和仪器	
操作中	5	操作过程	操作规范,方法正确	
	6	仪器的使用	操作规范,方法正确	
	7	操作现象的要求	操作中观察到的现象与要求一致	
	8	任务报告	任务报告规范完整,结果正确	
操作后	9	操作时间	按时完成	
	10	清场	按要求完成清场	

任务3 浮游菌的测定

扫码看PPT

一、学习目标

(一) 知识目标

(1) 掌握浮游菌测定的概念、方法及结果判断。
(2) 熟悉GMP环境监测的相关概念。
(3) 了解浮游菌检查相关进展。

(二) 能力目标

(1) 熟练掌握浮游菌检查操作方法。
(2) 树立"无菌"环境的意识。

（三）素质目标

（1）具有良好的责任意识、团结协作的精神，提高学生服务国家、服务人民的社会责任感。

（2）具有认真、细致、耐心的工作作风，培养学生的责任感，形成良好的职业道德、严谨的工作作风、实事求是的工作态度。

（3）具有勤于思考、善于观察、善于学习的精神。

（4）树立"无菌"环境的意识与无菌的操作技能，并践行社会主义核心价值观，培养学生的敬业精神。

二、知识链接

（一）浮游菌的定义

收集悬浮在空气中的活微生物粒子后，使其在专门的培养基中在适宜的生长条件下繁殖至可见菌落，这些菌即为空气中的浮游菌。

（二）测试依据

浮游菌的测试依据是《医药工业洁净室（区）浮游菌的测试方法》（GB/T 16293—2010）。

（三）测试仪器种类

测试仪器包括培养皿（90 mm×15 mm）、培养基、胰酪大豆胨琼脂培养基（TSA）或沙氏葡萄糖琼脂培养基（SDA）、恒温培养箱、高压蒸汽灭菌锅、浮游菌采样器等（图3-3）。

（四）测试方法

采用计数方法，用专门的培养基（能支持微生物生长的培养基）收集悬浮在空气中的活微生物粒子，培养相应的时间，在适宜的生长条件下让其繁殖至可见菌落，然后进行计数，从而判定该洁净室的微生物浓度。

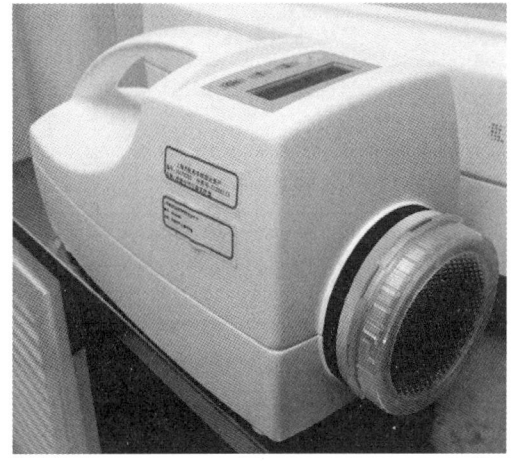

图3-3 浮游菌采样器

1. 测试条件 同悬浮粒子的测定。

2. 测试状态 同沉降菌的测定。

3. 测试时间 同沉降菌的测定。

4. 采样

（1）采样点数目及其布置：浮游菌的采样点数目和位置可参考悬浮粒子的测定。

（2）最小采样量：每次最小采样量见表3-11。

（3）采样次数：每个采样点一般采样1次。

表3-11 浮游菌每次最小采样量

洁净度级别	每次采样量/L
A	1000
B	500
C	100
D	100

(五)计算结果

用计数方法得出各个平板的菌落数,然后按式(3-6)计算每个测试点的浮游菌平均浓度。

$$平均浓度 = \frac{菌数落}{采样量} \tag{3-6}$$

(六)判定结果

用浮游菌平均浓度判断洁净室(区)空气中的微生物。每个测试点的浮游菌平均浓度必须低于所选定的评定标准。若某测试点的浮游菌平均浓度超过评定标准,则应重新采样 2 次,2 次测试结果均合格才能判为符合规定。

三、任务准备

(1)试剂与材料检查清单见表 3-12。

表 3-12　试剂与材料检查清单

试剂与材料名称	状　　态	检 查 结 果
消毒剂:75%乙醇溶液	正常使用	合格□　不合格□
消毒剂:0.2%苯扎溴铵溶液	正常使用	合格□　不合格□
沙氏葡萄糖琼脂培养基	正常使用,批号:	合格□　不合格□
胰酪大豆胨琼脂培养基	正常使用,批号:	合格□　不合格□
培养皿	正常使用	合格□　不合格□
一次性培养皿	正常使用	合格□　不合格□

(2)仪器设备检查清单见表 3-13。

表 3-13　仪器设备检查清单

仪器设备名称	状　　态	检 查 结 果
浮游菌采样器	正常使用	合格□　不合格□
恒温培养箱	20～25 ℃、30～35 ℃	合格□　不合格□
高压蒸汽灭菌锅	正常使用	合格□　不合格□
电子天平	正常使用	合格□　不合格□
超净工作台	正常使用	合格□　不合格□
电热干燥箱	正常使用	合格□　不合格□

四、任务操作

(1)根据房间及超净工作台面积,确定采样点数量及采样点图。
(2)根据采样点数量,确定培养皿数,配制所需培养基并灭菌。
(3)采样口及采样管灭菌。
(4)将灭菌后的培养基倒入培养皿,进行预培养。
(5)启动超净工作台,至少运行 10 min。
(6)测试前用消毒剂擦净培养皿的外表面。采样前先用消毒剂消毒采样器的顶盖、转盘以及罩子的内外表面,采样结束后再用消毒剂轻轻喷射罩子的内壁和转盘。采样者应穿戴与被测洁净区域相应的工作服,在转盘上放入或调换培养皿时,双手用消毒剂消毒或戴无菌手套操作。

采样器经消毒后先不放入培养皿,先开启采样器,使仪器中的残余消毒剂蒸发,时间不少于 5 min,检查流量并根据采样量设定采样时间。

(7) 采样:关闭浮游菌采样器,放入培养皿,盖上盖子。置采样口于采样点后,开启浮游菌采样器进行采样。按采样点图逐个采样。

(8) 培养:参见沉降菌检测。

(9) 菌落计数:参见沉降菌的测定。

(10) 计算结果,填写报告书。报告书模板见附录表 3-3。

五、常见问题及注意事项

(1) 布置采样点时,应尽量避开回风口。

(2) 采样时,测试人员应在采样点的下风侧,并尽量少活动。

(3) 应采取措施防止采样过程的污染。

六、任务结束和清场

任务结束和清场清单见表 3-14。

表 3-14 任务结束和清场清单

事　　项	状　　态	检查结果	
超净工作台	清洁后关闭	合格□	不合格□
浮游菌采样器	清洁后关闭	合格□	不合格□
恒温培养箱	正常运行	合格□	不合格□
高压蒸汽灭菌锅	清洁后关闭	合格□	不合格□
微生物污染过的器材	灭菌并清洗干净	合格□	不合格□
所用玻璃器皿	清洗干净	合格□	不合格□
废弃物	回收或放于指定位置	合格□	不合格□

七、任务评价

任务评价清单见表 3-15。

表 3-15 任务评价清单

评价阶段	序号	评 价 内 容	评 价 标 准	评价结果
操作前	1	明确任务要达到的目的	准确说出任务目的	
	2	明确任务原理	准确说出任务原理	
	3	明确任务的操作步骤	准确说出任务的操作步骤	
	4	任务所需试剂和仪器的准备	正确准备所需试剂和仪器	
操作中	5	操作过程	操作规范,方法正确	
	6	仪器的使用	操作规范,方法正确	
	7	操作现象的要求	操作中观察到的现象与要求一致	
	8	任务报告	任务报告规范完整,结果正确	
操作后	9	操作时间	按时完成	
	10	清场	按要求完成清场	

附 录

附录表 3-1　悬浮粒子测试报告书

测试单位					
环境温度/℃					
相对湿度/(%)					
静压差/Pa					
测试依据					
测试项目					

检 查 结 果					
区　域	编号	洁净级别	悬浮粒子/(粒/米³)		记录粘贴处
^	^	^	≥0.5～<5 μm	≥5 μm	^

检验结论			
检验人		复核人	
检验日期			

附录表 3-2　沉降菌测试报告书

测试单位			
环境温度/℃		相对湿度/(%)	
静压差/Pa		培养基批号	
培养温度/℃		测试状态	
测试依据			
测试项目			

检 查 结 果				
区　域	编号	菌落数	平均菌落数	洁净级别

检验结论			
检验人		复核人	
检验日期			

附录表 3-3　浮游菌测试报告书

测试单位			
环境温度/℃		相对湿度/(%)	
静压差/Pa		培养基批号	
培养温度/℃		测试状态	
测试依据			
测试项目			
检 查 结 果			
项　　目	送　风　口		工　作　区
采样点编号			
采样速度/(L/min)			
采样量/m³			
工作时间/min			
菌落数/cfu			
平均浓度/(cfu/ml)			
检验结论	最高浓度：　　　　cfu/ml 最低浓度：　　　　cfu/ml		
检验人		复核人	
检验日期			

模块四 微生物检测

任务1 药品的无菌检查

扫码看PPT

一、学习目标

(一) 知识目标

(1) 掌握无菌检查法的概念；掌握薄膜过滤法和直接接种法进行无菌检查的具体操作流程；掌握无菌检查法的结果判断。

(2) 熟悉无菌检查法所用培养基的配制方法。

(3) 了解无菌检查法的原理。

(二) 能力目标

(1) 熟练掌握无菌检查法的操作方法。

(2) 学会无菌操作技术。

(三) 素质目标

(1) 具有良好的责任意识、团结协作的精神，提高学生服务国家、服务人民的社会责任感。

(2) 具有认真、细致、耐心的工作作风，培养学生的责任感，形成良好的职业道德、严谨的工作作风、实事求是的工作态度。

(3) 具有勤于思考、善于观察、善于学习的精神。

(4) 培养无菌意识与无菌的操作技能，树立安全性与有效性的药品质量的观念，并践行社会主义核心价值观，培养学生的敬业精神。

二、知识链接

(一) 无菌检查法的定义

无菌检查法系用于检查《中华人民共和国药典》(2020年版) 要求无菌的生物制品、医疗器具、原料、辅料及其他品种是否无菌的一种方法，根据实验的培养基中是否有微生物生长来判断样品的无菌性。

(二) 无菌检查法的基本原理和方法

无菌检查法是利用无菌操作的方法，将被检查的药品分别加入适合需氧菌、厌氧菌和真菌生长的液体培养基中，置于适宜温度下培养一定时间后，观察有无微生物生长，以判断药品是否合格。无菌实验过程中，若需使用表面活性剂、灭活剂、中和剂等试剂，应证明这些试剂的有效性，且对微生物生长无毒性。

无菌检查的方法主要有两种,薄膜过滤法和直接接种法。只要供试品性状允许,应采用薄膜过滤法。本任务采用薄膜过滤法。

薄膜过滤法应优先选用封闭式薄膜过滤器,见图 4-1,也可选用一般薄膜过滤器。无菌检查用的滤膜孔径应不大于 0.45 μm,直径约为 50 mm。根据供试品及其溶剂的特性选择滤膜材质。抗生素供试品应选择低吸附的滤器及滤膜。滤器及滤膜使用前应采用适宜的方法灭菌。使用时,应保证滤膜在过滤前后的完整性。

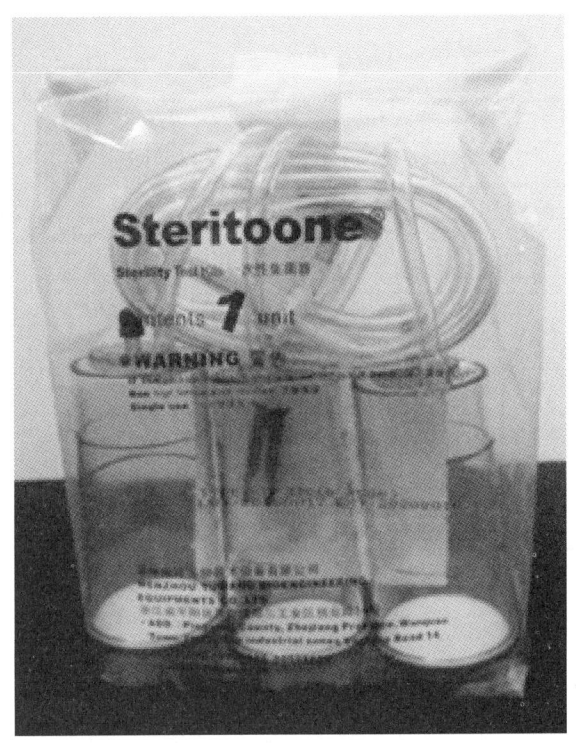

图 4-1 封闭式薄膜过滤器

(三)无菌检查的环境要求

无菌检查应在隔离系统或 B 级背景下的 A 级单向流洁净区域进行。实验环境必须达到无菌检查的要求。检验全过程应严格遵守无菌操作,防止微生物污染。防止污染的措施不得影响供试品中微生物的检出。

无菌实验前应用 0.1%苯扎溴铵或其他适宜消毒液擦拭无菌操作台面及可能的死角,开启无菌空气过滤器及紫外灯灭菌(不得少于半小时)。无菌实验后,同样用上述消毒液擦拭操作台面,除去室内湿气,紫外灯灭菌不得少于半小时。

(四)无菌检查使用的培养基与培养条件

培养基应适合需氧菌、厌氧菌或真菌的生长,其配方和制备方法应严格按照《中华人民共和国药典》(2020 年版)来执行。液体硫乙醇酸盐培养基用于培养厌氧菌和需氧菌,培养温度为 30~35 ℃,胰酪大豆胨液体培养基用于培养真菌和需氧菌,培养温度为 20~25 ℃。

(五)阳性对照和阴性对照

1. 阳性对照 应根据供试品特性选择阳性对照菌:无抑菌作用及抗革兰氏阳性菌为主的供试品以金黄色葡萄球菌为对照菌;抗革兰氏阴性菌为主的供试品以大肠埃希菌为对照菌;抗

厌氧菌的供试品,以生孢梭菌为对照菌;抗真菌的供试品以白色念珠菌为对照菌。供试品用量与供试品无菌检查时每份培养基接种的样品量相同。阳性对照实验的菌液制备同方法验证实验,加菌量不大于 100 cfu,供试品用量与供试品无菌检查时每份培养基接种的样品量相同。阳性对照管培养不超过 5 天,应生长良好。

2. 阴性对照　供试品无菌检查时,应取相应溶剂、稀释液和冲洗液同法操作,作为阴性对照。阴性对照不得有菌生长。

三、任务准备

（1）试剂与材料检查清单见表 4-1。

表 4-1　试剂与材料检查清单

试剂与材料名称	状　态	检　查　结　果	
供试品:0.9%氯化钠溶液	正常使用	合格□	不合格□
消毒剂:75%乙醇溶液	正常使用	合格□	不合格□
消毒剂:0.2%苯扎溴铵溶液	正常使用	合格□	不合格□
稀释剂及冲洗液:0.1%蛋白胨水溶液、pH7.0氯化钠-蛋白胨缓冲液	正常使用	合格□	不合格□
液体硫乙醇酸盐培养基	正常使用,批号:	合格□	不合格□
胰酪大豆胨液体培养基	正常使用,批号:	合格□	不合格□
沙氏葡萄糖琼脂培养基	正常使用,批号:	合格□	不合格□
无菌物品:封闭式薄膜过滤器、玻璃器皿、乳胶手套、无菌衣、帽及鞋、一次性注射器	正常使用	合格□	不合格□
消毒器皿:手术剪,接种环(针)	正常使用	合格□	不合格□

（2）仪器设备检查清单见表 4-2。

表 4-2　仪器设备检查清单

仪器设备名称	状　态	检　查　结　果	
恒温培养箱	20~25 ℃、30~35 ℃	合格□	不合格□
高压蒸汽灭菌锅	正常使用	合格□	不合格□
集菌仪	正常使用	合格□	不合格□

四、任务操作

(一) 培养基的制备

采用商品化的无菌检查用培养基,见图 4-2,按照标签上的方法进行配制,装入容器中,灭菌,备用。

(二) 稀释液、冲洗液的制备

无菌检查法用到的稀释液、冲洗液包括 0.1%蛋白胨水溶液和 pH 7.0 氯化钠-蛋白胨缓冲液。根据供试品的特性,也可选用其他经过验证的适宜溶液作为稀释液、冲洗液(如 0.9%无菌氯化钠溶液)。

按冲洗液的配方,配制冲洗液,装入输液瓶中,按表 4-3 检查待灭菌物品,灭菌,备用。

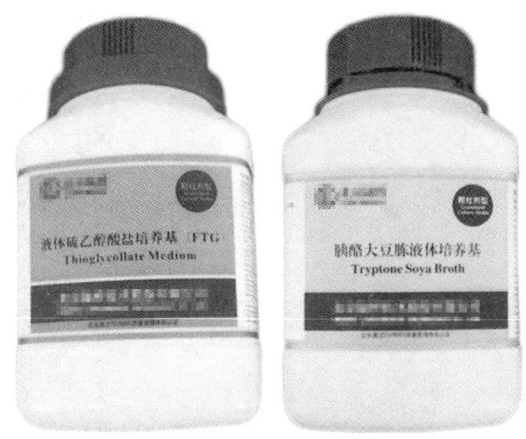

图 4-2 无菌检查用培养基

表 4-3 待灭菌物品检查清单

名 称	规 格	数 量	检查结果	
胰酪大豆胨琼脂培养基（TSA）	120 ml/锥形瓶	1 瓶	合格☐	不合格☐
	40 ml/锥形瓶	1 瓶	合格☐	不合格☐
沙氏葡萄糖琼脂培养基（SDA）	40 ml/锥形瓶	1 瓶	合格☐	不合格☐
胰酪大豆胨液体培养基	100 ml/输液瓶	2 瓶	合格☐	不合格☐
液体硫乙醇酸盐培养基	100 ml/输液瓶	1 瓶	合格☐	不合格☐
	200 ml/输液瓶	1 瓶	合格☐	不合格☐
0.1%蛋白胨水溶液	100 ml/输液瓶	2 瓶	合格☐	不合格☐
	200 ml/输液瓶	4 瓶	合格☐	不合格☐
0.9%氯化钠溶液	9 ml/支	9 支	合格☐	不合格☐
蓝色枪头	—	1 盒	合格☐	不合格☐

121 ℃灭菌 20 min 后,将 TSA 和 SDA 分别倒平板,各 2 皿,凝固后,置于恒温培养箱进行预培养,用于沉降菌检测。

(三) 供试品处理及接种培养基

(1) 启动超净工作台,进行消毒,待达到要求后,开始检验操作。

(2) 用经过预培养的 TSA 和 SDA 平板对超净工作台进行沉降菌检测。

(3) 阳性对照菌液制备(阳性菌室):将金黄色葡萄球菌接种于 TSA 中,30～35 ℃培养18～24 h;上述培养物用 0.9%氯化钠溶液进行梯度稀释,制成适宜浓度的菌悬液,并采用倾注平皿法计数菌浓度。菌液制备后若在室温下放置,应在 2 h 内使用;若保存在 2～8 ℃环境中,可在 24 h 内使用。将实验菌(≤100 cfu)加入 1 瓶 100 ml 冲洗液中,备用。

(4) 用适宜的消毒液对供试品容器表面进行彻底消毒。安装封闭式薄膜过滤器(图 4-3),打开集菌仪。采用薄膜过滤法对供试品进行过滤,之后用冲洗液进行冲洗,最后装入培养基。具体操作如下。

①供试品检查:采用薄膜过滤法,取规定量(2 瓶),采用 3 联(封闭 1 联)过滤。用冲洗液冲洗滤膜,冲洗 2 次,每次冲洗量为 100 ml。冲洗后,1 份滤器中加入 100 ml 液体硫乙醇酸盐培

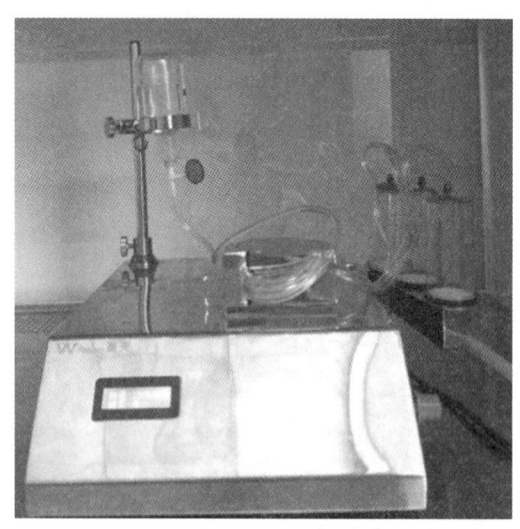

图 4-3 封闭式薄膜过滤器安装在集菌仪上

养基,另 1 份滤器中加入 100 ml 胰酪大豆胨液体培养基。

②阳性对照:采用薄膜过滤法,取规定量(1 瓶),采用上述封闭 1 联的封闭式过滤器,过滤。用冲洗液冲洗滤膜,冲洗 2 次,每次冲洗量为 100 ml,用步骤(3)中配制的冲洗液进行最后一次冲洗,过滤。滤器中加入 100 ml 液体硫乙醇酸盐培养基,作为阳性对照。

③阴性对照:取封闭式过滤器(2 联),不过滤供试品,仅用冲洗液冲洗滤膜,冲洗 2 次,每次冲洗量为 100 ml。冲洗后,1 份滤器中加入 100 ml 液体硫乙醇酸盐培养基,另 1 份滤器中加入 100 ml 胰酪大豆胨液体培养基,作为阴性对照。

(四)培养及观察

上述接种供试品后的培养基容器按培养基规定的温度培养不少于 14 天。培养期间,应定期观察并记录是否有菌生长。培养 14 天后,若不能从外观上判断有无微生物生长,可取该培养液(不少于 1 ml)转种至同种新鲜培养基中,将原始培养物和新接种的培养基继续培养不少于 4 天,观察接种的同种新鲜培养基是否再次出现浑浊;或取培养液涂片,染色,镜检,判断是否有菌。

(五)结果判断

阳性对照应生长良好,阴性对照不得有菌生长,见图 4-4。否则,实验无效。

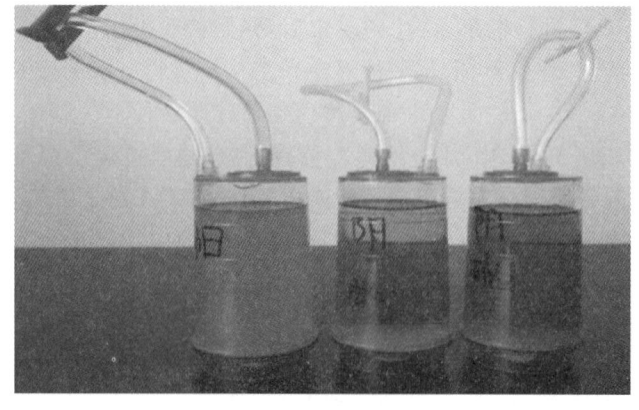

图 4-4 阴性对照及阳性对照培养结果

若供试品管均澄清,或虽显浑浊但经确证无菌生长,判定供试品符合规定;若供试品管中任何一管显浑浊并确证有菌生长,判定供试品不符合规定,除非能充分证明实验结果无效,即生长的微生物非供试品所含。

当至少符合下列1个条件时,方可判实验结果无效:①无菌检查实验所用的设备及环境的微生物监测结果不符合无菌检查法的要求;②回顾无菌实验过程,发现有可能引起微生物污染的因素;③供试品管中生长的微生物经鉴定后,确证是无菌实验中所使用的物品和(或)无菌操作技术不当引起的。

实验若经确认无效,应重试。重试时,重新取同量供试品,依法检查,若无菌生长,判定供试品符合规定;若有菌生长,判定供试品不符合规定。

五、常见问题及注意事项

(1)所有阳性菌的操作均不得在无菌区域进行,以防交叉污染。
(2)进入无菌操作室的所有培养基、供试品等的外表都应采用适宜方法进行消毒处理,以避免将外包装携带的微生物带入无菌操作室。
(3)供试品的抽验数量和接种量应符合规定。
(4)真实、规范地填写检验原始记录和检验报告。出具实验结果后,所有培养物须经121 ℃高压蒸汽灭菌30 min。

六、任务结束和清场

任务结束和清场清单见表4-4。

表4-4 任务结束和清场清单

事 项	状 态	检 查 结 果
恒温培养箱	正常运行	合格□ 不合格□
高压蒸汽灭菌锅	清洁后关闭	合格□ 不合格□
集菌仪	清洁后关闭	合格□ 不合格□
微生物污染过的器材	灭菌并清洗干净	合格□ 不合格□
所用玻璃器皿	清洗干净	合格□ 不合格□
废弃物	回收或放于指定位置	合格□ 不合格□
操作场地	按要求清洁干净	合格□ 不合格□

七、任务评价

任务评价清单见表4-5。

表4-5 任务评价清单

评价阶段	序号	评价内容	评价标准	评价结果
操作前	1	明确任务要达到的目的	准确说出任务目的	
	2	明确任务原理	准确说出任务原理	
	3	明确任务的操作步骤	准确说出任务的操作步骤	
	4	任务所需试剂和仪器的准备	正确准备所需试剂和仪器	

续表

评价阶段	序号	评价内容	评价标准	评价结果
操作中	5	操作过程	操作规范,方法正确	
	6	仪器的使用	操作规范,方法正确	
	7	操作现象的要求	操作中观察到的现象与要求一致	
	8	任务报告	任务报告规范完整,结果正确	
操作后	9	操作时间	按时完成	
	10	清场	按要求完成清场	

任务2 药品的微生物限度检查:微生物总数检查法

扫码看 PPT

一、学习目标

(一)知识目标

(1) 掌握微生物限度检查的概念、检查项目、检查方法及结果判断;掌握微生物计数法检查的流程。

(2) 熟悉微生物限度检查的方法学验证,以及培养基的适用性检查要求。

(3) 了解微生物限度检查对环境的要求、微生物限度检查方法学验证的必要性以及微生物限度检查的限度标准。

(二)能力目标

(1) 熟练掌握微生物计数法的操作方法。

(2) 学会无菌操作技术。

(三)素质目标

(1) 具有良好的责任意识、团结协作的精神,提高学生服务国家、服务人民的社会责任感。

(2) 具有认真、细致、耐心的工作作风,培养学生的责任感,形成良好的职业道德、严谨的工作作风、实事求是的工作态度。

(3) 具有勤于思考、善于观察、善于学习的精神。

(4) 培养无菌意识与无菌的操作技能,树立安全性与有效性的药品质量的观念,并践行社会主义核心价值观,培养学生的敬业精神。

二、知识链接

(一)微生物限度检查的定义

微生物限度检查系检查非规定灭菌制剂及其原料、辅料、内包装材料受微生物污染程度的方法。检查项目包括需氧菌总数、霉菌和酵母菌总数及控制菌检查。

(二)微生物限度检查的内容和方法

《中华人民共和国药典》(2020年版)收载的微生物限度检查内容包括2部分:微生物总数检查,微生物计数法,包括需氧菌总数计数、霉菌和酵母菌总数计数;控制菌检查,控制菌检查法,包括耐胆盐革兰氏阴性菌、大肠埃希菌、沙门菌、铜绿假单胞菌、金黄色葡萄球菌、梭菌及白色念珠菌的检查。

(三) 微生物计数法

微生物计数法用于能在有氧条件下生长的嗜温细菌和真菌的计数,计数方法包括平皿法、薄膜过滤法和最可能数法(MPN法)。控制菌检查法用于在规定的实验条件下,检查供试品中是否存在特定的微生物。供试品检出控制菌或其他致病菌时,按一次检出结果为准,不再复试。

(四) 微生物限度检查的环境要求

微生物限度检查应在环境洁净度为不低于D级的安全柜或B级单向流空气区域内进行,检验全过程需严格遵守无菌操作,防止再污染。

(五) 采用平皿法进行供试品的微生物总数检查

按计数方法适用性实验确认的计数方法进行供试品需氧菌总数、霉菌和酵母菌总数的测定。胰酪大豆胨琼脂培养基用于测定需氧菌总数,沙氏葡萄糖琼脂培养基用于测定霉菌和酵母菌总数,参见图4-5。

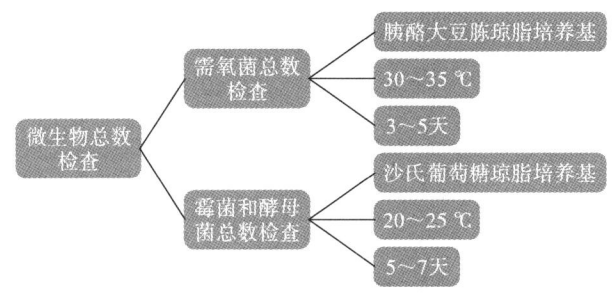

图4-5 微生物总数检查法示意图

1. 供试品检查

(1) 除另有规定外,取规定量供试品,按方法适用性实验确认的方法进行供试液制备和菌数测定,每稀释级每种培养基至少制备2个平板。平皿法包括倾注法和涂布法。

(2) 培养和计数:除另有规定外,胰酪大豆胨琼脂培养基平板在30~35 ℃培养3~5天,沙氏葡萄糖琼脂培养基平板在20~25 ℃培养5~7天,观察菌落生长情况,点计平板上生长的所有菌落数,计数并报告。

(3) 菌数报告规则:需氧菌总数测定宜选取平均菌落数小于300 cfu的稀释级,霉菌和酵母菌总数测定宜选取平均菌落数小于100 cfu的稀释级,作为菌数报告的依据。取最高的平均菌落数,计算1 g、1 ml或10 cm^2 供试品中所含的微生物总数,报告取两位有效数字。如各稀释级的平板均无菌落生长,或仅最低稀释级的平板有菌落生长,但平均菌落数小于1时,以<1×最低稀释倍数的值报告菌数。

2. 阴性对照实验 以稀释液代替供试液进行阴性对照实验,阴性对照实验应无菌生长。如果阴性对照有菌生长,应进行偏差调查。

3. 结果判断 需氧菌总数是指胰酪大豆胨琼脂培养基上生长的总菌落数(包括真菌菌落数),霉菌和酵母菌总数是指沙氏葡萄糖琼脂培养基上生长的总菌落数(包括细菌菌落数)。

若供试品的需氧菌总数、霉菌和酵母菌总数的检查结果均符合该品种项下的规定,判定供试品符合规定;若其中任何一项不符合该品种项下的规定,判定供试品不符合规定。

三、任务准备

(1) 试剂与材料检查清单见表 4-6。

表 4-6　试剂与材料检查清单

试剂与材料名称	状　态	检　查　结　果	
0.9%氯化钠溶液	正常使用	合格□	不合格□
葡萄糖酸钙口服液	正常使用,批号:	合格□	不合格□
消毒剂:75%乙醇溶液	正常使用	合格□	不合格□
消毒剂:0.2%苯扎溴铵溶液	正常使用	合格□	不合格□
稀释剂及冲洗液:胰酪大豆胨液体培养基、pH 7.0氯化钠-蛋白胨缓冲液	正常使用	合格□	不合格□
沙氏葡萄糖琼脂培养基	正常使用,批号:	合格□	不合格□
胰酪大豆胨液体培养基	正常使用,批号:	合格□	不合格□
胰酪大豆胨琼脂培养基	正常使用,批号:	合格□	不合格□
无菌物品:培养皿、乳胶手套、无菌衣、帽及鞋	正常使用	合格□	不合格□
消毒器皿:手术剪、镊子	正常使用	合格□	不合格□

(2) 仪器设备检查清单见表 4-7。

表 4-7　仪器设备检查清单

仪器设备名称	状　态	检　查　结　果	
恒温培养箱	20～25 ℃、30～35 ℃	合格□	不合格□
高压蒸汽灭菌锅	正常使用	合格□	不合格□
电子天平	正常使用	合格□	不合格□
超净工作台	正常使用	合格□	不合格□
电热干燥箱	正常使用	合格□	不合格□

四、任务操作

(一) 培养基的制备

采用商品化的微生物总数检查用培养基,见图 4-6,按照标签上的方法进行配制,装入锥形瓶中,灭菌,备用。

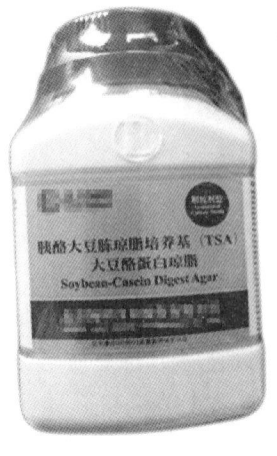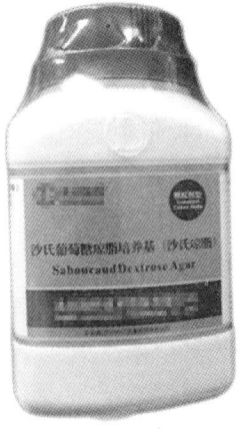

图 4-6　微生物总数检查用培养基

(二)稀释液、冲洗液的制备

常用稀释液、冲洗液为 pH 7.0 氯化钠-蛋白胨缓冲液、胰酪大豆胨液体培养基。按稀释液的配方配制稀释液,装入锥形瓶中,0.9%氯化钠溶液灭菌,备用。按表 4-8 检查待灭菌物品。

表 4-8 待灭菌物品检查清单

名　　称	规　　格	数　　量	检　查　结　果
胰酪大豆胨琼脂培养基	120 ml/锥形瓶	1 瓶	合格□　　不合格□
沙氏葡萄糖琼脂培养基	120 ml/锥形瓶	1 瓶	合格□　　不合格□
胰酪大豆胨液体培养基	100 ml/锥形瓶	1 瓶	合格□　　不合格□
蓝色枪头	—	1 盒	合格□　　不合格□
移液管	10 ml	3 支	合格□　　不合格□
空锥形瓶	250 ml	1 个	合格□　　不合格□
试管	—	2 支	合格□　　不合格□

(三)供试品溶液制备

启动超净工作台,进行消毒,待达到要求后,开始检验操作。

从 100 ml 胰酪大豆胨液体培养基中用移液管取出 10 ml,置于小试管中,作为阴性对照溶液。

将供试品(至少 2 支)倒入锥形瓶中,混匀,作为供试液(原液);取供试液(原液)10 ml 加入 90 ml 胰酪大豆胨液体培养基中,混匀,即成 1∶10 的供试液。

(四)倾注平板

取一次性无菌培养皿,按照表 4-9 进行标记,并标记专业、班级及组别。分别取阴性对照溶液、供试液(原液)、1∶10 的供试液各 1 ml 注入无菌培养皿。每一稀释级、每种培养基至少准备 2 个培养皿。

表 4-9 培养皿标记汇总表

序　　号	溶液(1 ml)	培养基(15~20 ml)
1	阴性对照溶液	沙氏葡萄糖琼脂培养基(SDA)
2	阴性对照溶液	沙氏葡萄糖琼脂培养基(SDA)
3	阴性对照溶液	胰酪大豆胨琼脂培养基(TSA)
4	阴性对照溶液	胰酪大豆胨琼脂培养基(TSA)
5	供试液(原液)	沙氏葡萄糖琼脂培养基(SDA)
6	供试液(原液)	沙氏葡萄糖琼脂培养基(SDA)
7	供试液(原液)	胰酪大豆胨琼脂培养基(TSA)
8	供试液(原液)	胰酪大豆胨琼脂培养基(TSA)
9	1∶10 的供试液	沙氏葡萄糖琼脂培养基(SDA)
10	1∶10 的供试液	沙氏葡萄糖琼脂培养基(SDA)
11	1∶10 的供试液	胰酪大豆胨琼脂培养基(TSA)
12	1∶10 的供试液	胰酪大豆胨琼脂培养基(TSA)

(五) 倾注培养基

取出已冷却至约 45 ℃的培养基,每个培养皿倒入 15～20 ml 培养基,以顺时针或逆时针方向快速旋转,使其混匀,冷却凝固。注入及旋转时避免溅到皿盖。

(六) 培养及计数

将已凝固的平板倒置,加入胰酪大豆胨琼脂培养基的放入 30～35 ℃培养箱中培养 3～5 天,加入沙氏葡萄糖琼脂培养基的放入 20～25 ℃培养箱中培养 5～7 天。观察菌落生长情况,点计菌落数后,计算各稀释级供试液的平均菌落数,按菌数报告规则报告菌数。若同稀释级两个平板的菌落数平均值不小于 15,则两个平板的菌落数不能相差 1 倍或以上。

(七) 菌落报告

需氧菌总数测定宜选取平均菌落数小于 300 cfu 的稀释级,霉菌和酵母菌总数测定宜选取平均菌落数小于 100 cfu 的稀释级,作为菌数报告的依据。取最高的平均菌落数,计算 1 g、1 ml 或 10 cm^2 供试品中所含的微生物总数,报告取 2 位有效数字。如各稀释级的平板均无菌落生长,或仅最低稀释级的平板有菌落生长,但平均菌落数小于 1,以<1×最低稀释倍数的值报告菌数。

(八) 结果判断

需氧菌总数是指胰酪大豆胨琼脂培养基上生长的总菌落数(包括真菌菌落数),霉菌和酵母菌总数是指沙氏葡萄糖琼脂培养基上生长的总菌落数(包括细菌菌落数)。

若供试品的需氧菌总数、霉菌和酵母菌总数的检查结果均符合口服液体剂型项下的规定,判定供试品符合规定;若其中任何一项不符合该品种项下的规定,判定供试品不符合规定,参见表 4-10。

表 4-10 《中华人民共和国药典》(2020 年版)口服给药微生物限度标准

给药途径	需氧菌总数 (cfu/g、cfu/ml 或 cfu/10 cm^2)	霉菌和酵母菌总数 (cfu/g、cfu/ml 或 cfu/10 cm^2)	控 制 菌
口服给药			不得检出大肠埃希菌(1 g 或 1 ml);含脏器提取物的制剂还不得检出沙门菌(10 g 或 10 ml)
固体制剂	10^3	10^2	
液体及半固体制剂	10^2	10^1	

五、常见问题及注意事项

(1) 所有阳性菌的操作均不得在无菌区域进行,以防交叉污染。

(2) 进入无菌操作室的所有培养基、供试品等的外表都应采用适宜方法进行消毒处理,以避免将外包装携带的微生物带入无菌操作室。

(3) 倾注和摇动应尽量平稳,勿使培养基外溢,确保细菌分散均匀。

(4) 倾注时培养基温度不得超过 45 ℃,以防损伤细菌或真菌。

(5) 移液管尖不接触任何可能污染的容器或用具。

(6) 稀释时每一级均换移液管(原移液管不要吹吸),不能接触下一级稀释液。

(7) 取液要准确,尽量减小误差。

(8) 真实、规范地填写检验原始记录和检验报告。出具实验结果后,所有培养物须经 121 ℃高压蒸汽灭菌 30 min。

六、任务结束和清场

任务结束和清场清单见表 4-11。

表 4-11　任务结束和清场清单

事　项	状　态	检查结果	
恒温培养箱	正常运行	合格□	不合格□
高压蒸汽灭菌锅	清洁后关闭	合格□	不合格□
微生物污染过的器材	灭菌并清洗干净	合格□	不合格□
所用玻璃器皿	清洗干净	合格□	不合格□
废弃物	回收或放于指定位置	合格□	不合格□
操作场地	按要求清洁干净	合格□	不合格□

七、任务评价

任务评价清单见表 4-12。

表 4-12　任务评价清单

评价阶段	序号	评价内容	评价标准	评价结果
操作前	1	明确任务要达到的目的	准确说出任务目的	
	2	明确任务原理	准确说出任务原理	
	3	明确任务的操作步骤	准确说出任务的操作步骤	
	4	任务所需试剂和仪器的准备	正确准备所需试剂和仪器	
操作中	5	操作过程	操作规范,方法正确	
	6	仪器的使用	操作规范,方法正确	
	7	操作现象的要求	操作中观察到的现象与要求一致	
	8	任务报告	任务报告规范完整,结果正确	
操作后	9	操作时间	按时完成	
	10	清场	按要求完成清场	

任务 3　药品的微生物限度检查:控制菌(大肠埃希菌)检查

一、学习目标

(一)知识目标

(1)掌握微生物限度检查中控制菌检查的概念、检查项目、检查方法及结果判断;掌握控制菌检查的流程。

(2)熟悉微生物限度检查的方法学验证及培养基的适用性检查要求。

(3)了解微生物限度检查法对环境的要求、微生物限度检查方法学验证的必要性及微生物限度检查的限度标准。

扫码看 PPT

(二)能力目标

(1)熟练掌握控制菌检查的操作方法。

(2)学会无菌操作技术。

(三)素质目标

(1)具有良好的责任意识、团结协作的精神,提高学生服务国家、服务人民的社会责任感。

(2)具有认真、细致、耐心的工作作风,培养学生的责任感,形成良好的职业道德、严谨的工作作风、实事求是的工作态度。

(3)具有勤于思考、善于观察、善于学习的精神。

(4)培养无菌意识与无菌的操作技能,树立安全性与有效性的药品质量的观念,并践行社会主义核心价值观,培养学生的敬业精神。

二、知识链接

(一)微生物限度检查法中控制菌检查的内容和方法

控制菌检查用于在规定的实验条件下,检查供试品中是否存在特定的微生物。《中华人民共和国药典》(2020年版)收载的控制菌检查,包括耐胆盐革兰氏阴性菌、大肠埃希菌、沙门菌、铜绿假单胞菌、金黄色葡萄球菌、梭菌及白色念珠菌的检查。供试品检出控制菌或其他致病菌时,按一次检出结果为准,不再复试。

(二)控制菌检查中的阳性对照和阴性对照

1. 阳性对照 阳性对照实验方法同供试品的控制菌检查,对照菌的加入量应不大于100 cfu。阳性对照实验应检出相应的控制菌。

2. 阴性对照 阴性对照实验以稀释剂代替供试液,按照相应控制菌检查法检查,阴性对照实验应无菌生长。如果阴性对照有菌生长,应进行偏差调查。

(三)大肠埃希菌的检查

大肠埃希菌是肠杆菌科埃希菌属细菌,是人和温血动物肠道内的栖居菌,但有些菌株可感染人和动物,引起腹泻、化脓或败血症。大肠埃希菌检查流程图见图4-7。

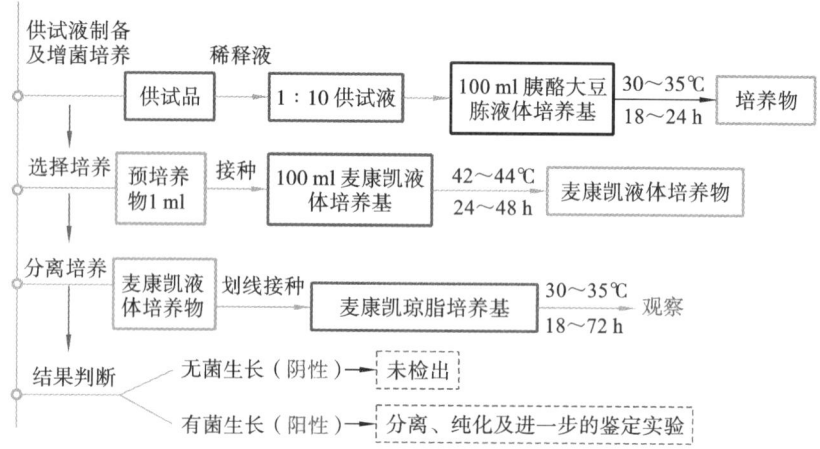

图4-7 大肠埃希菌检查流程图

三、任务准备

(1) 试剂与材料检查清单见表 4-13。

表 4-13　试剂与材料检查清单

试剂与材料名称	状　态	检　查　结　果	
消毒剂:75%乙醇溶液	正常使用	合格□	不合格□
消毒剂:0.2%苯扎溴铵溶液	正常使用	合格□	不合格□
稀释剂及冲洗液:0.1%蛋白胨水溶液、胰酪大豆胨液体培养基、pH 7.0 氯化钠-蛋白胨缓冲液	正常使用	合格□	不合格□
胰酪大豆胨液体培养基	批号:	合格□	不合格□
胰酪大豆胨琼脂培养基	批号:	合格□	不合格□
麦康凯液体培养基	批号:	合格□	不合格□
麦康凯琼脂培养基	批号:	合格□	不合格□
无菌物品:玻璃器皿、乳胶手套、无菌衣、帽及鞋	正常使用	合格□	不合格□
消毒器皿:手术剪、接种环(针)	正常使用	合格□	不合格□

(2) 仪器设备检查清单见表 4-14。

表 4-14　仪器设备检查清单

仪器设备名称	状　态	检　查　结　果	
恒温培养箱	42~44 ℃、30~35 ℃	合格□ 合格□	不合格□ 不合格□
高压蒸汽灭菌锅	正常使用	合格□	不合格□
电子天平	正常使用	合格□	不合格□
超净工作台	正常使用	合格□	不合格□
电热干燥箱	正常使用	合格□	不合格□

四、任务操作

(一) 培养基的制备

采用商品化控制菌(大肠埃希菌)检查用培养基,参见图 4-8,按照标签上的方法进行配制,装入锥形瓶中,灭菌,备用,并按表 4-15 检查控制菌(大肠埃希菌)检查用待灭菌物品。

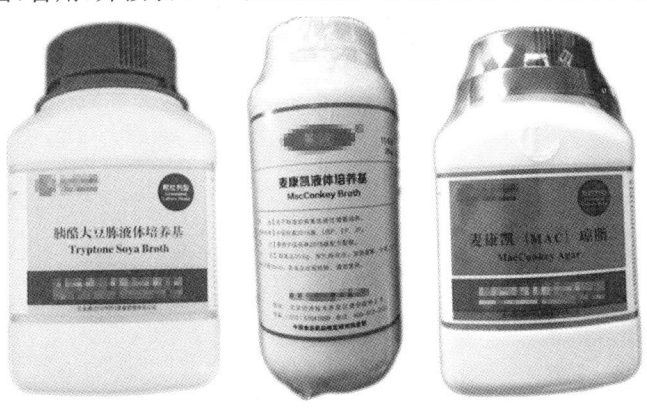

图 4-8　控制菌(大肠埃希菌)检查用培养基

表 4-15 待灭菌物品检查清单

名　称	规　格	数　量	检查结果	
胰酪大豆胨琼脂培养基	120 ml/锥形瓶	1 瓶	合格☐	不合格☐
胰酪大豆胨液体培养基	100 ml/锥形瓶	3 瓶	合格☐	不合格☐
胰酪大豆胨琼脂培养基	90 ml/锥形瓶	1 瓶	合格☐	不合格☐
胰酪大豆胨液体培养基	30 ml/锥形瓶	1 瓶	合格☐	不合格☐
麦康凯液体培养基	100 ml/锥形瓶	3 瓶	合格☐	不合格☐
麦康凯琼脂培养基	60 ml/锥形瓶	1 瓶	合格☐	不合格☐
0.9%氯化钠溶液	9 ml/支	9 支	合格☐	不合格☐
蓝色枪头	—	1 盒	合格☐	不合格☐
移液管	10 ml	4 支	合格☐	不合格☐
锥形瓶	250 ml	1 个	合格☐	不合格☐

（二）稀释液、冲洗液的制备

常用稀释液、冲洗液为 pH7.0 氯化钠-蛋白胨缓冲液、0.9%氯化钠溶液、胰酪大豆胨液体培养基。按稀释液的配方配制稀释液后，装入锥形瓶中，应采用验证合格的灭菌程序灭菌，备用。

（三）阳性对照菌液制备

将大肠埃希菌接种于 10 ml 胰酪大豆胨琼脂培养基中，30～35 ℃培养 18～24 h；上述培养物用 0.9%氯化钠溶液进行梯度稀释，制成菌浓度≤100 cfu/ml 的菌悬液，并采用倾注平板法计数菌浓度。菌液制备后若放置在室温下，应在 2 h 内使用；若保存在 2～8 ℃环境中，可在 24 h 内使用。

（四）供试品溶液制备

启动超净工作台，进行消毒，待达到要求后，开始检验操作。

将供试品（至少 2 支）倒入锥形瓶中，混匀，取 10 ml 加入 90 ml 胰酪大豆胨液体培养基中，混匀，即成 1:10 的供试液。

（五）增菌培养

取 10 ml 1:10 的供试液，接种至 100 ml 的胰酪大豆胨液体培养基中，混匀，30～35 ℃培养 18～24 h。

（六）阴性对照实验

取 10 ml 稀释剂（胰酪大豆胨液体培养基），接种至 100 ml 的胰酪大豆胨液体培养基中，混匀，30～35 ℃培养 18～24 h。

（七）阳性对照实验

取 10 ml 1:10 的供试液，接种至 100 ml 的胰酪大豆胨液体培养基中，转入阳性菌室，加入菌浓度≤100 cfu/ml 的阳性对照菌液，混匀，30～35 ℃培养 18～24 h。

维生素 B_{12} 注射液的无菌检查之阳性对照

（八）选择与分离培养

取上述培养物 1 ml 接种至 100 ml 麦康凯液体培养基中，42～44 ℃培养 24～48 h。取麦康凯液体培养物划线接种于麦康凯琼脂培养基平板上,30～35 ℃培养 18～72 h。麦康凯液体培养基中阴性对照和阳性对照同法操作,参见图 4-9。

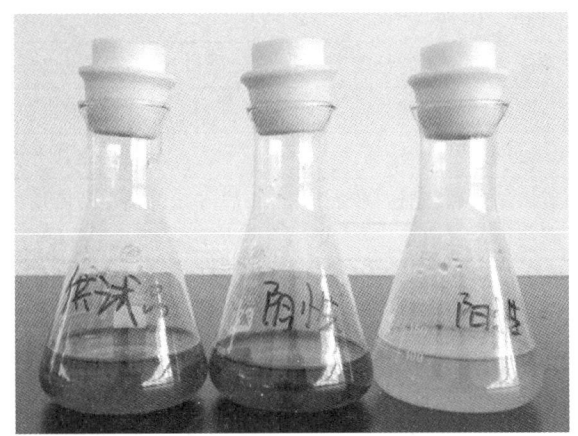

图 4-9　麦康凯液体培养基中阳性对照、阴性对照及供试品的生长状态

(九) 结果判断

若麦康凯琼脂培养基平板上有菌落生长,应进行分离、纯化及适宜的鉴定实验,确定是否为大肠埃希菌;若麦康凯琼脂培养基平板上没有菌落生长,或虽有菌落生长但鉴定结果为阴性,判定供试品未检出大肠埃希菌。

五、常见问题及注意事项

(1) 所有阳性菌的操作均不得在无菌区域进行,以防交叉污染。

(2) 进入无菌操作室的所有培养基、供试品等的外表都应采用适宜方法进行消毒处理,以避免将外包装携带的微生物带入无菌操作室。

(3) 移液管尖不接触任何可能污染的容器或用具。

(4) 稀释时,每一级均换移液管(原移液管不要吹吸),不能接触下一级稀释液。

(5) 真实、规范地填写检验原始记录和检验报告。出具实验结果后,所有培养物须经 121 ℃高压蒸汽灭菌 30 min。

六、任务结束和清场

任务结束和清场清单见表 4-16。

表 4-16　任务结束和清场清单

事　　项	状　　态	检查结果	
恒温培养箱	正常运行	合格☐	不合格☐
高压蒸汽灭菌锅	清洁后关闭	合格☐	不合格☐
微生物污染过的器材	灭菌并清洗干净	合格☐	不合格☐
所用玻璃器皿	清洗干净	合格☐	不合格☐
废弃物	回收或放于指定位置	合格☐	不合格☐
操作场地	按要求清洁干净	合格☐	不合格☐

七、任务评价

任务评价清单见表 4-17。

表 4-17 任务评价清单

评价阶段	序号	评 价 内 容	评 价 标 准	评价结果
操作前	1	明确任务要达到的目的	准确说出任务目的	
	2	明确任务原理	准确说出任务原理	
	3	明确任务的操作步骤	准确说出任务的操作步骤	
	4	任务所需试剂和仪器的准备	正确准备所需试剂和仪器	
操作中	5	操作过程	操作规范,方法正确	
	6	仪器的使用	操作规范,方法正确	
	7	操作现象的要求	操作中观察到的现象与要求一致	
	8	任务报告	任务报告规范完整,结果正确	
操作后	9	操作时间	按时完成	
	10	清场	按要求完成清场	

模块五

生化检测

任务1 药品的抑菌效力检查

扫码看PPT

一、学习目标

(一) 知识目标

(1) 掌握抑菌剂、抑菌效力检查的概念；抑菌效力检查结果的判断标准。
(2) 了解抑菌效力检查的原理和意义；抑菌效力检查的相关要求。
(3) 学会抑菌效力的检查方法。

(二) 能力目标

(1) 学会熟练运用药品的抑菌效力检查方法。
(2) 学会无菌操作技术。

(三) 素质目标

(1) 具有良好的责任意识、团结协作的精神，提高学生服务国家、服务人民的社会责任感。
(2) 具有认真、细致、耐心的工作作风，培养学生的责任感，形成良好的职业道德、严谨的工作作风、实事求是的工作态度。
(3) 具有勤于思考、善于观察、善于学习的精神。
(4) 培养无菌意识与无菌的操作技能，树立安全性与有效性的药品质量的观念，并践行社会主义核心价值观，培养学生的敬业精神。

二、知识链接

(一) 抑菌剂

对于一些药品,特别是以水为溶剂、含有糖类和蛋白质等营养物质的液体制剂,在生产、储藏和使用过程中容易受到微生物污染而发霉变质,严重影响药品的质量。因此,药品抑菌、防止微生物污染是药物防腐的重要措施。少量的微生物污染可通过加入抑菌剂,抑制其生长繁殖,完全可以达到有效防腐的目的。抑菌剂是指具有抑菌作用,能够抑制微生物生长、繁殖的化学物质,有时也称防腐剂。抑菌剂能使病原微生物的蛋白质变性；能与病原微生物酶系统结合；也能增强菌体细胞的通透性,使菌体细胞膜破裂、溶解等。因此,抑菌剂对微生物繁殖体有杀灭作用,对芽孢有抑制作用,使其不能发育为繁殖体而逐渐死亡。

抑菌剂在使用时,若其浓度低于抑菌浓度,微生物仍可生长繁殖,起不到防腐作用。如果药品本身不具有充分的抑菌效力,那么应根据制剂特点(如水溶性制剂),添加适宜的抑菌剂,以防止药品在正常储藏或使用过程中因微生物生长和繁殖而变质,从而对使用者造成危害。尤其是多剂量包装的药品,更应注意防腐。药品中常见的抑菌剂及使用浓度见表 5-1。

表 5-1 药品中常见的抑菌剂及使用浓度

抑菌剂	常用浓度	使用范围
苯甲酸与苯甲酸钠	0.25%～0.40%	内服和外用制剂
对羟基苯甲酸酯类(尼泊金类)	0.01%～0.25%	内服液体制剂
山梨酸与山梨酸钾	0.15%～0.25%	内服和外用制剂
苯扎溴铵	0.02%～0.2%	外用制剂
三氯叔丁醇	0.25%～0.5%	外用制剂和一些注射剂

虽然抑菌剂可以防止微生物污染,帮助药品防腐,但是在药品生产过程中,抑菌剂不能用于替代药品生产的 GMP 管理,不能作为非无菌制剂降低微生物污染的唯一途径。因为所有抑菌剂都具有一定的毒性,药品中抑菌剂的量应为最低有效量。同时,为保证用药安全,药品中的抑菌剂有效浓度应低于对人体有害的浓度。而对于供静脉或椎管用的注射液,除特殊规定外,一般不得加入抑菌剂。科学合理使用抑菌剂非常重要。

(二) 对羟基苯甲酸酯类抑菌剂

本类抑菌剂是药品常用的一类抑菌剂,又称尼泊金类抑菌剂,无味、无臭、毒性低,不挥发,化学性质稳定,在酸性、中性溶液中均有效,且在酸性溶液中作用较强,特别是对大肠埃希菌有很强的抑制作用;而在碱性环境中,因酚羟基的解离,导致抑菌作用减弱。

本类抑菌剂的抑菌作用随烷基碳数的增加而增强,但溶解度却逐渐减小。常用的有甲、乙、丙、丁四种酯,其中对羟基苯甲酸丁酯抑菌效力最强,溶解度最小。四种酯类可混合使用,具有协同作用,通常是乙酯和丙酯(1∶1)或乙酯和丁酯(4∶1)合用,浓度均为 0.01%～0.25%。本类抑菌剂与苯甲酸联合使用对防止发霉和发酵的效果最理想,特别适用于中药液体制剂。

(三) 抑菌效力检查的定义

抑菌效力检查用于测定无菌及非无菌制剂中抑菌剂的抑菌活性,该检查应按照《中华人民共和国药典》(2020 年版)抑菌效力检查法的有关要求进行,主要环节包括供试菌菌液制备、方法适用性检查、供试品接种、存活菌数测定及结果判断。

抑菌效力检查中所用的供试菌包括金黄色葡萄球菌、铜绿假单胞菌、大肠埃希菌、白色念珠菌和黑曲霉,或者是药物污染中常见的其他微生物。这些供试菌的新鲜培养物经稀释后制成浓度适宜的菌悬液或孢子悬液,再用于抑菌效力检查。

方法适用性检查主要包括培养基适用性检查和存活菌计数方法的适用性检查。通过方法适用性检查确认抑菌效力检查法中所采用的培养基、计数方法适合供试菌的生长和计数。

供试品接种和存活菌数测定是将一定量的供试菌接种到一定量的供试药物制剂中并储存一段时间,在不同的储存时间段对供试品中的存活菌进行活菌计数。

结果判断是将实验检查得到的存活菌数与标准菌数进行比较,判断供试品的抑菌效力是否达到标准。

(四) 抑菌效力检查的原理和意义

1. 抑菌效力检查的原理 抑菌效力检查采用微生物法。供试品中含有的抑菌剂会对加入其中的微生物产生抑制作用,时间越长,抑制作用越强,存活的微生物数量越少。制备实验菌株的新鲜培养物,然后再经过稀释制成浓度适宜的菌悬液或孢子悬液,按照一定的接种量接种于适量的供试品中,置于适宜温度下储存,按照规定的时间间隔,分别从供试品中取样,接种于适合微生物生长的不同培养基中,以测定供试品中所含存活菌数。通过比较供试品在不同时间间隔中所含微生物数量的变化,判断供试品是否会对实验菌产生抑制作用而进行抑菌效力检查。

2. 抑菌效力检查的意义　添加抑菌剂的作用是防腐,是保障药品质量的一项重要措施,抑菌效力检查用于测定无菌及非无菌制剂的抑菌活性。因此,抑菌效力检查对于检测、评价和保障药品的质量意义重大。

第一,在药品的研发阶段,需通过抑菌效力检查确认抗菌效力。

第二,在药品的生产阶段,加入适当的抑菌剂可以有效达到抑菌防腐的目的。抑菌效力检查可以帮助筛选和确定抑菌剂的种类及其使用浓度。

第三,在药品的储存阶段,抑菌剂的效力可能因储存时间、储存条件、药品包装材料等因素发生变化。通过抑菌效力检查可以检查成品制剂的抑菌效力在有效期内是否发生变化。

加入抑菌剂的药物制剂,在生产与储存期间应该符合《中华人民共和国药典》(2020年版)抑菌效力检查的有关要求。

三、任务准备

(1) 试剂与材料检查清单见表5-2。

表5-2　试剂与材料检查清单

试剂与材料名称	状　态	检　查　结　果	
胰酪大豆胨液体培养基	正常使用	合格□	不合格□
胰酪大豆胨琼脂培养基	正常使用	合格□	不合格□
沙氏葡萄糖液体培养基	正常使用	合格□	不合格□
沙氏葡萄糖琼脂培养基	正常使用	合格□	不合格□
金黄色葡萄球菌	正常使用	合格□	不合格□
铜绿假单胞菌	正常使用	合格□	不合格□
大肠埃希菌	正常使用	合格□	不合格□
白色念珠菌	正常使用	合格□	不合格□
黑曲霉	正常使用	合格□	不合格□
pH7.0氯化钠-蛋白胨缓冲液	正常使用	合格□	不合格□
0.9%氯化钠溶液	正常使用	合格□	不合格□
含0.05%聚山梨酯80的 pH7.0氯化钠-蛋白胨缓冲液	正常使用	合格□	不合格□
含0.05%聚山梨酯80的 0.9%氯化钠溶液	正常使用	合格□	不合格□
培养皿	正常使用	合格□	不合格□
接种环	正常使用	合格□	不合格□
无菌水	正常使用	合格□	不合格□
试管	正常使用	合格□	不合格□

(2) 仪器设备检查清单见表 5-3。

表 5-3　仪器设备检查清单

仪器设备名称	状　态	检　查　结　果
恒温培养箱	正常使用	合格□　　不合格□
高压蒸汽灭菌锅	正常使用	合格□　　不合格□
冰箱	正常使用	合格□　　不合格□

四、任务操作

(一) 实验前准备

1. 培养基的制备　抑菌效力检查中需要使用胰酪大豆胨液体培养基、胰酪大豆胨琼脂培养基、沙氏葡萄糖液体培养基、沙氏葡萄糖琼脂培养基。其中胰酪大豆胨液体(琼脂)培养基用于细菌的培养,沙氏葡萄糖液体(琼脂)培养基用于真菌的培养。

制备好的上述 4 种培养基应该避光保存在 2~25 ℃的环境中,若保存于非密闭容器中,一般在 3 周内使用;若保存在密闭容器中,一般可在 1 年内使用。

除了按配方配制外,也可以采用按配方生产的、符合规定的脱水培养基或者成品培养基。

2. 培养基的适用性检查　培养基是影响微生物生长繁殖的重要因素。培养基促生长能力、指示能力、抑制效力的差异,可导致微生物菌落的颜色、形态、菌落数量等指标存在较大差异,从而影响结果判断的正确性。因此,培养基需要进行适用性检查。培养基适用性检查是通过比较阳性菌种在检验用培养基和对照培养基上生长的形态特征、数量等,来检验评价培养基是否满足要求。抑菌效力测定用培养基包括成品培养基和由脱水培养基或按配方配制的培养基,均应进行培养基的适用性检查。培养基适用性检查的菌种及新鲜培养物的制备见表 5-4。

表 5-4　培养基适用性检查的菌种及新鲜培养物的制备

实验菌株	实验培养基	培养温度/℃	培养时间/h
金黄色葡萄球菌	胰酪大豆胨琼脂培养基或胰酪大豆胨液体培养基	30~35	18~24
铜绿假单胞菌	胰酪大豆胨琼脂培养基或胰酪大豆胨液体培养基	30~35	18~24
大肠埃希菌	胰酪大豆胨琼脂培养基或胰酪大豆胨液体培养基	30~35	18~24
白色念珠菌	沙氏葡萄糖琼脂培养基或沙氏葡萄糖液体培养基	20~25	48
黑曲霉	沙氏葡萄糖琼脂培养基或沙氏葡萄糖液体培养基	20~25	6~10 天或直到获得丰富的孢子

注:大肠埃希菌仅用于口服制剂的抑菌效力检查。

3. 菌种　实验所用的菌株传代次数不得超过 5 代(从菌种保藏中心获得的干燥菌种为第 0 代),并采用适宜的菌种保藏技术进行保存,以保证实验菌株的生物学特性。

4. 菌液制备　取金黄色葡萄球菌、铜绿假单胞菌、大肠埃希菌、白色念珠菌的新鲜培养物,用 pH 7.0 无菌氯化钠-蛋白胨缓冲液或 0.9% 氯化钠溶液制成适宜浓度的菌悬液。取黑曲霉的新鲜培养物加入适量含 0.05% 聚山梨酯 80 的 pH 7.0 氯化钠-蛋白胨缓冲液或含 0.05% 聚山梨酯 80 的 0.9% 氯化钠溶液,将孢子洗脱。然后,采用适宜方法吸出孢子悬液至无菌试管内,用含 0.05% 聚山梨酯 80 的 pH 7.0 氯化钠-蛋白胨缓冲液或含 0.05% 聚山梨酯 80 的 0.9% 氯化钠溶液制成适宜浓度的孢子悬液。

菌液制备后若在室温下放置,应在 2 h 内使用;若保存在 2~8 ℃ 环境中,可在 24 h 内使用。黑曲霉的孢子悬液可保存在 2~8 ℃ 环境中,在验证过的储存期内使用。

5. 适用性检查 分别接种含金黄色葡萄球菌、铜绿假单胞菌、大肠埃希菌的菌液(菌浓度 ≤100 cfu)至胰酪大豆胨琼脂培养基,每株实验菌平行制备 2 个平板,混匀,凝固,置 30~35 ℃ 培养不超过 3 天,计数;分别接种含白色念珠菌、黑曲霉的菌液(菌浓度 ≤100 cfu)至沙氏葡萄糖琼脂培养基,每株实验菌平行制备 2 个平板,混匀,凝固,置 20~25 ℃ 培养不超过 5 天,计数;同时,用对应的对照培养基替代被检培养基进行上述实验。

6. 结果判定 若被检培养基上的菌落平均数不小于对照培养基上菌落平均数的 50%,且菌落形态大小与对照培养基上的菌落一致,判定该培养基的适用性检查符合规定。

(二)抑菌效力测定

1. 菌种 抑菌效力测定用菌种见表 5-4,若需要,制剂中常见的污染微生物也可作为实验菌株,例如,含高浓度糖的口服制剂选用鲁氏酵母为实验菌株。

2. 菌液制备 实验用新鲜培养物制备见表 5-4。若铜绿假单胞菌、金黄色葡萄球菌、大肠埃希菌、白色念珠菌为琼脂培养物,加入适量的 0.9% 氯化钠溶液,将琼脂表面的培养物洗脱,并将菌悬液转移至无菌试管内,用 0.9% 氯化钠溶液稀释并制成每毫升含菌数约为 10^8 cfu 的菌悬液;若为液体培养物,离心收集菌体,用 0.9% 氯化钠溶液稀释并制成每毫升含菌数约为 10^8 cfu 的菌悬液。取黑曲霉的新鲜培养物,加入适量含 0.05% 聚山梨酯 80 的 0.9% 氯化钠溶液,将孢子洗脱,然后用适宜方法吸出孢子悬液至无菌试管内,加入适量的含 0.05% 聚山梨酯 80 的 0.9% 氯化钠溶液,制成每毫升含孢子数为 10^8 cfu 的孢子悬液。测定 1 ml 菌悬液中所含的菌数。

菌液制备后若在室温下放置,应在 2 h 内使用;若保存在 2~8 ℃ 环境中,可在 24 h 内使用。黑曲霉的孢子悬液可保存在 2~8 ℃ 环境中,在 7 天内使用。

3. 供试品接种 抑菌效力可能受实验用容器特征的影响,如容器的材质、形状、体积及封口的方式等。因此,只要供试品每个包装容器的容积足够实验用,同时容器便于按无菌操作技术加入实验菌液、混合及取样等,一般应将实验菌直接接种于供试品原包装容器中进行实验。若因供试品的性状或每个容器装量等因素需将供试品转移至无菌容器时,该无菌容器的材质不得影响供试品的特性(如吸附作用),特别应注意不得影响供试品的 pH(pH 对抑菌剂的活性影响很大)。

取包装完整的供试品至少 4 份,直接接种实验菌,或取适量供试品分别转移至 4 个适宜的无菌容器中。若实验菌株数超过 4 株,应增加相应的供试品份数。每一容器接种一种实验菌,1 g 或 1 ml 供试品中接菌量为 10^5~10^6 cfu,接种菌液的体积不得超过供试品体积的 1%,充分混合,使供试品中的实验菌均匀分布,然后置 20~25 ℃ 避光储存。

4. 存活菌数测定 根据产品类型,按表 5-5 至表 5-7 规定的间隔时间,分别从上述每个容器中取供试品 1 ml(g),测定每份供试品中所含的菌数。测定细菌用胰酪大豆胨琼脂培养基培养,测定真菌用沙氏葡萄糖琼脂培养基培养。存活菌数测定方法及方法适用性实验按照"药品的微生物限度检查:微生物总数检查法"进行,方法适用性实验用菌株见表5-4。菌液制备同培养基适用性检查,方法适用性实验菌的回收率不得低于50%。

根据存活菌数测定结果,计算1 ml(g)供试品各实验菌所加的菌数及各间隔时间的菌数,并换算成 lg 值。

5. 结果判断 供试品抑菌效力评价标准见表5-5至表5-7,表中的"减少的 lg 值"是指各间隔时间测定的菌数 lg 值与1 ml(g)供试品中接种的菌数 lg 值的差值。表中"A"是指应达到的抑菌效力标准,特殊情况下,如抑菌剂可能增加不良反应的风险,则至少应达到"B"的抑菌效力标准。

表 5-5 注射剂、眼用制剂、用于子宫和乳腺的制剂抑菌效力判断标准

微生物		减少的 lg 值				
		6 h	24 h	7 天	14 天	28 天
细菌	A	2	3	—	—	NR
	B	—	1	3		NI
真菌	A	—	—	2		NI
	B	—	—	—	1	NI

注:NR,实验菌未恢复生长;NI,未增加,是指对前一个测定时间,实验菌增加的数量不超过0.5lg。

表 5-6 耳用制剂、鼻用制剂、皮肤给药制剂、吸入制剂抑菌效力判断标准

微生物		减少的 lg 值			
		2 天	7 天	14 天	28 天
细菌	A	2	3	—	NI
	B	—	—	3	NI
真菌	A	—	—	2	NI
	B	—	—	1	NI

注:NI,未增加,是指对前一个测定时间,实验菌增加的数量不超过0.5lg。

表 5-7 口服制剂、口腔黏膜制剂、直肠给药制剂的抑菌效力判断标准

微生物	减少的 lg 值	
	14 天	28 天
细菌	3	NI
真菌	1	NI

注:NI,未增加,是指对前一个测定时间,实验菌增加的数量不超过0.5lg。

五、常见问题及注意事项

(1) 在药物中添加抑菌剂的目的是防止微生物污染,是药物防腐的重要措施。

(2) 抑菌效力检查法用于测定无菌及非无菌制剂中抑菌剂的抑菌活性。

(3) 抑菌效力检查中,胰酪大豆胨液体(琼脂)培养基用于细菌的培养,沙氏葡萄糖液体(琼脂)培养基用于真菌的培养。

(4) 培养基需要进行适用性检查。

(5) 计数方法包括倾注平板法、薄膜过滤法和最可能数法(MPN 法)。应根据供试品特性,如剂型、水溶性等,选择计数方法。

(6)抑菌效力检查法用于包装未开启的成品制剂。供试品检验之前应保持原包装状态,严禁开启,包装已开启的样品不得作为供试品。

六、任务结束和清场

任务结束和清场清单见表5-8。

表5-8 任务结束和清场清单

事　　项	状　　态	检　查　结　果	
恒温培养箱	正常运行	合格□	不合格□
高压蒸汽灭菌锅	清洁后关闭	合格□	不合格□
冰箱	正常运行	合格□	不合格□
微生物污染过的器材	清洗并灭菌干净	合格□	不合格□
所用玻璃器皿	清洗干净	合格□	不合格□
废弃物	回收或放于指定位置	合格□	不合格□
操作场地	按要求清洁干净	合格□	不合格□

七、任务评价

任务评价清单见表5-9。

表5-9 任务评价清单

评价阶段	序号	评价内容	评价标准	评价结果
操作前	1	明确任务要达到的目的	准确说出任务目的	
	2	明确任务原理	准确说出任务原理	
	3	明确任务的操作步骤	准确说出任务的操作步骤	
	4	任务所需试剂和仪器的准备	正确准备所需试剂和仪器	
操作中	5	操作过程	操作规范,方法正确	
	6	仪器的使用	操作规范,方法正确	
	7	操作现象的要求	操作中观察到的现象与要求一致	
	8	任务报告	任务报告规范完整,结果正确	
操作后	9	操作时间	按时完成	
	10	清场	按要求完成清场	

任务2　药品的异常毒性检查

扫码看PPT

一、学习目标

(一)知识目标

(1)掌握药品的异常毒性检查的概念。
(2)熟悉药品的异常毒性检查的原理。

(3) 了解药品的异常毒性检查的方法。

(二) 能力目标

(1) 熟练运用药品的异常毒性检查方法。

(2) 掌握小鼠静脉注射技术。

(3) 掌握小鼠、豚鼠腹腔注射技术。

(三) 素质目标

(1) 具有良好的责任意识、团结协作的精神,提高学生服务国家、服务人民的社会责任感。

(2) 具有认真、细致、耐心的工作作风,培养学生的责任感,形成良好的职业道德、严谨的工作作风、实事求是的工作态度。

(3) 具有勤于思考、善于观察、善于学习的精神。

(4) 培养无菌意识与无菌的操作技能,树立安全性与有效性的药品质量的观念,并践行社会主义核心价值观,培养学生的敬业精神。

二、知识链接

(一) 异常毒性的概念

异常毒性有别于药物本身所具有的毒性特征,是指由生产过程中引入或其他原因所致的毒性。异常毒性实验是检查药品的非特异性毒性的通用安全实验,是检查制品是否被外源性毒性物质污染,以及是否存在意外的不安全因素的实验。如果供试品异常毒性检查不合格,则表明药品中含有超过正常产品毒性的毒性杂质。

某些生物药物在制备过程中混入(或在储存过程中分解而产生)与原药物毒性不同,而且毒性大于原药物的杂质,而此杂质又难以用理化的方法加以控制时,则应采用生物检查的方法,因此使用异常毒性检查就显得尤为重要。

(二) 异常毒性检查的原理

异常毒性检查系使用静脉注射给药方式,给予动物一定剂量的供试品溶液,在规定时间内观察动物出现的异常反应或死亡情况,以检查供试品是否被外源性毒性物质污染以及是否存在意外的不安全因素。

(三) 动物实验的要求

动物实验所使用的动物应为健康动物,其管理应按有关行政主管部门颁布的规定执行。动物品系、年龄、性别、体重等应符合药品检定要求。

随着药品纯度的提高,有准确的化学和物理方法或细胞学方法能取代动物实验进行药品质量检测的,应尽量采用,以减少动物实验。

在此剂量条件下,一般供试品不应使实验动物中毒死亡。除动物实验方法存在的差异或偶然误差外,如果出现实验动物急性中毒而死亡,则反映供试品中含有的急性毒性物质超过了正常水平。

(四) 非生物制品与生物制品异常毒性检查的差异

《中华人民共和国药典》(2020年版)异常毒性检查中非生物制品实验与生物制品实验略有

不同,见表 5-10。

(1) 非生物制品仅为小鼠实验,生物制品类药物包括小鼠实验和豚鼠实验。
(2) 非生物制品小鼠实验给药方式为静脉注射,生物制品小鼠实验给药方式为腹腔注射。
(3) 非生物制品小鼠实验给药时间一般为 4~5 s(匀速给药),生物制品小鼠实验给药没明确时间。
(4) 实验过程略有不同。

表 5-10 异常毒性检查非生物制品与生物制品差异

差 异	非生物制品	生物制品
实验动物	小鼠	小鼠和豚鼠
给药方式	静脉注射	腹腔注射
给药时间	4~5 s	没明确时间
实验过程	略有不同	略有不同

(五) 异常毒性检查的应用及意义

异常毒性检查对保障成分复杂的抗生素、中草药注射液和生物制品等药品的安全用药有一定意义,尤其对有未知剧毒杂质混入可能的药品而言更有意义。根据《中华人民共和国药典》(2020 年版)注射剂安全性检查法应用指导原则,对于所用原料系动植物来源或微生物发酵液提取物,组分结构不清晰或有可能污染毒性杂质且又缺乏有效的理化分析方法的静脉用注射剂或肌内注射用注射剂,应考虑设立异常毒性检查项,如灯盏细辛注射液、清开灵注射液、右旋糖酐注射液、硫酸鱼精蛋白注射液、抗银环蛇毒血清、重组乙型肝炎疫苗(CHO 细胞)等。

异常毒性检查对于成分变化复杂,而且用理化分析方法尚难控制质量的中草药注射液、生物制品有重要意义。

三、任务准备

(1) 试剂与材料检查清单见表 5-11。

表 5-11 试剂与材料检查清单

试剂与材料名称	状 态	检 查 结 果	
消毒剂:75%乙醇溶液	正常使用	合格□	不合格□
注射用水	正常使用	合格□	不合格□
氯化钠注射液	正常使用	合格□	不合格□
小鼠	正常使用	合格□	不合格□
豚鼠	正常使用	合格□	不合格□
注射器(1 ml 以下,精度 0.01 ml)、秒表、注射针头、棉球、大称量瓶、吸管、移液管、小烧杯、试管	正常使用	合格□	不合格□
无菌物品:玻璃器皿、乳胶手套、无菌衣、帽及鞋	正常使用	合格□	不合格□

(2) 仪器设备检查清单见表 5-12。

表 5-12 仪器设备检查清单

仪器设备名称	状　　态	检　查　结　果	
电子天平	正常使用	合格□	不合格□
高压蒸汽灭菌锅	正常使用	合格□	不合格□
小鼠固定器和支架、消毒设备	正常使用	合格□	不合格□

四、任务操作

（一）实验前准备

1. 检查材料

（1）试剂：75％乙醇、注射用水、氯化钠注射液或其他规定的溶剂。

（2）实验动物：应健康合格，在实验前及实验的观察期内，均应按正常饲养条件饲养。做过本实验的动物不得重复使用。

2. 检查器材

（1）器材：注射器（1 ml 以下，精度 0.01 ml）、注射针头、棉球、秒表、大称量瓶、吸管、移液管、小烧杯、试管等。

（2）设备：高压蒸汽灭菌锅（与供试液接触的所有器具均应高压蒸汽灭菌）、电子天平（精度 0.01 mg 或 0.5 mg，用于供试品、试剂称量；精度 0.1 g 用于实验动物称重）、小鼠固定器和支架、消毒设备等。

实验用玻璃器皿、注射器、针头等与供试品及动物接触的用具，只要能承受干热灭菌，都宜采用干热灭菌的方式，因为干热灭菌能消除内毒素。

3. 检查环境 药品异常毒性检查须在洁净室内进行，洁净室应保持清洁整齐，定期进行消毒、洁净度检查，发现不符合要求时，应立即彻底消毒灭菌。操作前应开启紫外灭菌装置和空气过滤装置至少 30 min。

（二）操作过程

1. 供试液的配制 按品种项下规定的浓度制成供试液。临用前，供试液应平衡至室温。

2. 非生物制品实验 《中华人民共和国药典》（2020 年版）规定，非生物制品异常毒性实验采用小鼠实验法。除另有规定外，取小鼠 5 只，体重 18～22 g，对每只小鼠经静脉给予供试品溶液 0.5 ml，应在 4～5 s 内匀速注射完毕。规定缓慢注射的品种可延长至 30 s。除另有规定外，全部小鼠在给药后 48 h 内不得有死亡；如有死亡时，应另取体重 19～21 g 的小鼠 10 只复试，全部小鼠在 48 h 内不得有死亡。

3. 生物制品实验 除另有规定外，异常毒性实验应包括小鼠实验和豚鼠实验。实验中应设同批动物空白对照，观察期内，动物全部健存，且无异常反应，到期时每只动物体重应增加，则判定实验成立。按照规定的给药途径缓慢注入动物体内。

（1）小鼠实验法：除另有规定外，取小鼠 5 只，注射前每只小鼠称体重，应为 18～22 g。每只小鼠腹腔注射供试液 0.5 ml，观察 7 天，并记录观察期内小鼠的反应，具体见表 5-13。观察期内，小鼠应全部健存，且无异常反应。到期时每只小鼠体重应增加，则判定供试品符合规定。如不符合上述要求，应另取体重 19～21 g 的小鼠 10 只复试 1 次，判定标准同前。

（2）豚鼠实验法：除另有规定外，取豚鼠 2 只，注射前每只豚鼠称体重，应为 250～350 g。

每只豚鼠腹腔注射供试液 5.0 ml,观察 7 天,并记录观察期内豚鼠的反应,具体见表 5-13。观察期内,豚鼠应全部健存,且无异常反应,到期时每只豚鼠体重应增加,则判定供试品符合规定。如不符合上述要求,应另取 4 只豚鼠复试 1 次,判定标准同前。

表 5-13 异常毒性实验动物反应观察指标

程 度	反 应
无	未见任何毒性反应
轻	轻度症状,但无运动减少、呼吸困难或腹部刺激
中	腹部刺激、呼吸困难、运动减少、眼睑下垂、腹泻
重	衰竭、发绀、震颤、严重腹部刺激、眼睑下垂、呼吸困难
死亡	注射后死亡

(三) 结果判断

对于《中华人民共和国药典》(2020 年版)收载的非生物制品实验,通则 1141 规定:除另有规定外,全部小鼠在给药后 48 h 内不得有死亡;如有死亡时,应另取体重 19～21 g 的小鼠 10 只复试,全部小鼠在 48 h 内不得死亡。

对于《中华人民共和国药典》(2020 年版)收载的生物制品实验,通则 1141 规定:除另有规定外,观察期内,小鼠(豚鼠)应全部健存,且无异常反应,到期时每只小鼠体重应增加,判定供试品符合规定。如不符合上述要求,应另取体重 19～21 g 的小鼠 10 只(豚鼠 4 只)复试 1 次,判定标准同前。

给药后,在规定时间内不引起可能死亡的任何反应不属于异常毒性检查范围,不作为判断结果的依据。

五、常见问题及注意事项

(1) 动物的质量是实验成功的重要因素之一,动物的质量包括级别、来源、体重、饲养条件等。在选取实验动物时,要使用同一批次,体重和饲养条件须保持相近。

(2) 供试品的注射速度是实验成功的另一重要因素,注射速度过快、过慢和速度不均匀都可能影响检查结果。因此,在实验时要保持匀速注射给药,且一次实验中每只小白鼠的注射时间要尽量一致。

(3) 有些药物本身的药理和毒理作用以及酸度和渗透压均可能干扰检查结果,检查时须加以分析排除。

(4) 实验时的室温应保持在 20～30 ℃,过高或过低均可影响实验结果。

(5) 确定检查剂量限值、制订异常毒性检查项限值前,须参考文献数据并经单次静脉注射给药确定该注射剂的急性毒性数据(LD_{50} 或 LD_1 及其可信限)。有条件时,由多个实验室或多种来源动物实验求得 LD_{50} 或 LD_1。根据药品来源可以选择静脉注射或腹腔注射。

供试品注射剂异常毒性检查的剂量限值应低于该注射剂的正常毒性剂量(最低致死量,MLD),并应高于临床剂量,同时应考虑实验室之间的差异、动物反应性的差异和制剂的差异。建议限值至少小于 LD_1 可信限下限的 1/3(建议采用 1/6～1/3)。如难以计算得出 MLD,可采用小于 LD_{50} 可信限下限的 1/4(建议采用 1/8～1/4)。如 LD_{50} 与临床体重剂量之比小于 20,可

采用 LD_{50} 可信限下限的 1/4 或 LD_1 可信限下限的 1/3。静脉注射最大剂量 0.8 ml/20 g，仍未见死亡或毒性反应时，可将此剂量作为异常毒性检查的剂量限值。

如对动物、给药途径和给药次数、观察指标和时间等的方法与限值有特殊要求，应在品种项下另做规定。

（6）异常毒性实验一般采用小鼠实验法，全部小鼠应在给药后 48 h 内不得有死亡；如有死亡时，应复试，全部小鼠在 48 h 内不得有死亡。

（7）生物制品的异常毒性实验可采用小鼠实验法或豚鼠实验法，观察期内小鼠或豚鼠应全部健存，且无异常反应，到期时每只小鼠或豚鼠体重应增加，判定供试品符合规定。

六、任务结束和清场

任务结束和清场清单见表 5-14。

表 5-14　任务结束和清场清单

事　项	状　态	检查结果	
电子天平	清洁后关闭	合格□	不合格□
高压蒸汽灭菌锅	清洁后关闭	合格□	不合格□
消毒设备	清洁后关闭	合格□	不合格□
微生物污染过的器材	清洗并灭菌干净	合格□	不合格□
所用玻璃器皿	清洗干净	合格□	不合格□
废弃物	回收或放于指定位置	合格□	不合格□
操作场地	按要求清洁干净	合格□	不合格□
小鼠固定器和支架	清洗并灭菌干净	合格□	不合格□

七、任务评价

任务评价清单见表 5-15。

表 5-15　任务评价清单

评价阶段	序号	评价内容	评价标准	评价结果
操作前	1	明确任务要达到的目的	准确说出任务目的	
	2	明确任务原理	准确说出任务原理	
	3	明确任务的操作步骤	准确说出任务的操作步骤	
	4	任务所需试剂和仪器的准备	正确准备所需试剂和仪器	
操作中	5	操作过程	操作规范，方法正确	
	6	仪器的使用	操作规范，方法正确	
	7	操作现象的要求	操作中观察到的现象与要求一致	
	8	任务报告	任务报告规范完整，结果正确	
操作后	9	操作时间	按时完成	
	10	清场	按要求完成清场	

任务3 药品的热原检查

扫码看PPT

一、学习目标

（一）知识目标
（1）掌握热原检查法实验结果的判断和意义。
（2）熟悉热原检查法的操作步骤。
（3）了解热原检查法的基本原理。

（二）能力目标
（1）学会熟练运用热原检查法进行热原检查。
（2）学会家兔静脉注射技术。

（三）素质目标
（1）具有良好的责任意识、团结协作的精神，提高学生服务国家、服务人民的社会责任感。
（2）具有认真、细致、耐心的工作作风，培养学生的责任感，形成良好的职业道德、严谨的工作作风、实事求是的工作态度。
（3）具有勤于思考、善于观察、善于学习的精神。
（4）培养无菌意识与无菌的操作技能，树立安全性与有效性的药品质量的观念，并践行社会主义核心价值观，培养学生的敬业精神。

二、知识链接

（一）热原

热原，又称发热物质，一般是指细菌等微生物产生的微量即能引起动物体温异常升高的物质的总称。它包括细菌性热原、内源性高分子热原、内源性低分子热原及化学物质等。这里所指的热原，主要是指细菌性热原，是某些细菌的代谢产物、细菌尸体及内毒素，能通过一般过滤器，对热稳定。致热能力最强的是革兰氏阴性杆菌的产物，其次是革兰氏阳性杆菌类，革兰氏阳性球菌则较弱，霉菌、酵母菌，甚至病毒也能产生热原。在制造注射剂时，如果原料不洁、生产过程控制不当，致使样品染菌达到一定数量，虽然灭菌严密，但所染菌体经灭菌后死亡或其他原因破碎后会释放出一种活性物质，即我们所说的内毒素，这样制成的注射剂静脉注入人体后，即会产生热原反应，可使人体出现发冷、寒战、发热、出汗、恶心、呕吐等症状，有时体温可升至40 ℃以上，严重者可昏迷、虚脱，甚至危及生命。

（二）热原的来源

热原普遍存在于天然水、自来水及其他不清洁的水中。有些药物及器皿也会污染热原，特别是葡萄糖、乳酸钠、氯化钠、血液制品、右旋糖酐等生物制品、生化制品及适合于细菌生长的药品。

（三）热原的化学性质

1. 耐热性 大多数热原的耐热性是顽强的，其耐热程度随热原来源而有所差异。热原在110 ℃时并不能发生热解，120 ℃加热4 h能破坏90%，160～180 ℃加热3 h或250 ℃加热半小时以上，方可彻底破坏。注射剂的一般灭菌条件不能破坏热原。

2. 水溶性 热原具有水溶性,但不具有挥发性,能随水蒸气蒸馏造成污染,所以一般蒸馏器需配置隔沫装置。

3. 滤过性 热原体积较小,为 1~5 nm,可通过除菌过滤器进入滤液中,但不能通过石棉滤板,也不能通过半透膜。

4. 抗原性 热原的多糖部分可产生抗原性。反复接触热原,生物体很快便会产生耐受性,所以家兔升温法中特别强调了受试动物的使用次数、间隔时间。

5. 耐受性 家兔多次使用,难免会因多次少量接触热原而对热原产生耐受性。复试时,挑选对热原敏感、使用过 2~3 次的家兔进行实验为宜。当供试品不符合规定时,则组内家兔不再使用。供试品符合规定的家兔,需休息 2 天再次使用;如药物本身毒性较大、排泄较慢,则应适当延长休息时间,以免引起药物蓄积中毒。

(四)常见消除热原的方法

1. 高温法 180 ℃干烤 3~4 h 或 250 ℃干烤 0.5 h 以上,可使热原彻底破坏。耐热物品如玻璃制品、金属制品,生产过程中所用的容器和其他用具,以及注射时使用的注射器等,均可采用此法破坏热原。但通常使用的注射剂的热压灭菌条件,不足以破坏热原。

2. 吸附法 热原在水溶液中可被常见的吸附剂,如活性炭、石棉、白陶土等,吸附而除去。其中活性炭对热原的吸附作用最强,一般用量为总容量的 0.1%~0.5%,将溶液加热至 70 ℃左右保温一定时间效果更好。曾有研究者对不合格的药物采用活性炭进行吸附,检测结果符合规定。而且活性炭性质稳定,兼具助滤和脱色作用,故广泛用于注射剂生产,操作中应留意吸附药液所造成的主药损失。

3. 滤过法 热原体积较小,可以通过一般的过滤器和微孔滤膜,但采用超滤法,如用 3.0~15 nm 超滤膜可将其除去。采用该法处理中药提取液时,要注意某些有效成分的损失和变化。也可用特殊石棉滤板除去热原。

4. 蒸馏法 热原能溶于水但不挥发,可随水蒸气的雾滴进入注射用水中,因此制备注射用水时,可经蒸馏除去原水中的热原,通常需多次蒸馏,并配置隔沫装置。

5. 酸碱法 热原能被强酸、强碱、强氧化剂破坏。玻璃容器及用具,如配液用的玻璃器皿、输液瓶等,可用重铬酸钾硫酸清洁液或稀氢氧化钠溶液处理,破坏热原。

6. 其他 包括离子交换法、凝胶滤过法、反渗透法等。

(五)细菌内毒素及其与热原的关系

热原是否就是细菌内毒素,在学术上仍有争议,目前在世界范围内,热原的本质主要存在两种观点。一种观点,热原的本质就是革兰氏阴性菌所产生的细菌内毒素,就注射剂来讲,输液反应主要来源于细菌内毒素;另一种观点,热原可能是一类能刺激哺乳动物巨噬细胞产生细胞分裂素的物质的总称。所谓细胞分裂素,是一类内源性物质和干扰素类。这些内源性的热原质可直接作用于大脑中枢神经系统刺激体温中枢,使机体发热。

三、任务准备

(1)试剂与材料检查清单见表 5-16。

表 5-16 试剂与材料检查清单

试剂与材料名称	状　　态	检查结果
家兔	正常使用	合格□　　不合格□
肛温计	正常使用	合格□　　不合格□

续表

试剂与材料名称	状　　态	检　查　结　果
热原注射剂	正常使用	合格□　　不合格□
注射器	正常使用	合格□　　不合格□
无菌物品:玻璃器皿、乳胶手套	正常使用	合格□　　不合格□

（2）仪器设备检查清单见表 5-17。

表 5-17　仪器设备检查清单

仪器设备名称	状　　态	检　查　结　果
电子天平	正常使用	合格□　　不合格□
鼓风干燥箱	正常使用	合格□　　不合格□

四、任务操作

(一) 实验前的准备

由于家兔对热原的反应与人基本相似,目前家兔法仍为各国药典规定的检查热原的法定方法。该法是将一定剂量的供试品经静脉注入家兔体内,在规定时间内观察家兔体温升高的情况,以判定供试品中所含热原的限度是否符合规定。

供试用的家兔应健康合格,体重 1.7 kg 以上(用于生物制品检查用的家兔体重为 1.7～3.0 kg),雌兔应无孕。预测体温前 7 天即应用同一饲料饲养,在此期间,体重应不减轻,精神、食欲、排泄等不得有异常现象。未经用于热原检查的家兔;或供试品判定为符合规定,但组内升温达 0.6 ℃ 的家兔;或 3 周内未曾使用的家兔,均应在检查供试品前 7 日内预测体温,进行挑选。挑选实验的条件与检查供试品时相同,仅不注射药液,每隔 30 min 测量体温 1 次,共测 8 次,8 次体温均在 38.0～39.6 ℃ 的范围内,且最高与最低体温相差不超过 0.4 ℃ 的家兔,方可供热原检查用。用于热原检查后的家兔,如供试品判定为符合规定,至少应休息 48 h 方可再供热原检查用,其中升温达 0.6 ℃ 的家兔应休息 2 周以上。对于血液制品、抗毒素和其他同一抗原性供试品检测的家兔,可在 5 天内重复使用 1 次。如供试品判定为不符合规定,则组内全部家兔不再使用。

在热原检查前 1～2 天,供试用家兔应尽可能处于同一温度的环境中,实验室和饲养室的温度相差不得大于 3 ℃,且控制在 17～25 ℃,在实验过程中,实验室温度变化不得大于 3 ℃,应防止家兔骚动并避免噪声干扰。家兔在实验前至少 1 h 开始停止给食,并置于宽松适宜的装置中,直至实验完毕。测量家兔体温应使用精密度为 ±0.1 ℃ 的测温装置。测温探头或肛温计插入每只家兔肛门的深度和时间应相同,深度一般约 6 cm,时间不得少于 1.5 min,每隔 30 min 测量体温 1 次,一般测量 2 次,两次体温之差不得超过 0.2 ℃,以此两次体温的平均值作为该兔的正常体温。当日使用的家兔,正常体温应在 38.0～39.6 ℃ 的范围内,且同组各兔正常体温之差不得超过 1.0 ℃。与供试品接触的实验用器皿应无菌、无热原。去除热原通常采用干热灭菌法(250 ℃、30 min 以上),也可用其他适宜方法。

(二) 检查法

取适用的家兔 3 只,测定其正常体温后 15 min 以内,自耳缘静脉缓缓注入规定剂量并预热至约 38 ℃ 的供试液,然后每隔 30 min 按前法测量其体温 1 次,共测 6 次,以 6 次体温中最高的一次减去正常体温,即为该兔体温的升高温度(℃)。如 3 只家兔中有 1 只体温升高达到或高于 0.6 ℃,或 3 只家兔体温升高的总和达到或高于 1.3 ℃,应另取 5 只家兔复试,检查方法同上。

(三)结果判断

(1) 在初试的 3 只家兔中,体温升高均低于 0.6 ℃,并且 3 只家兔体温升高总和低于 1.3 ℃;或在复试的 5 只家兔中,体温升高达到或高于 0.6 ℃ 的家兔不超过 1 只,并且初试、复试共 8 只家兔的体温升高总和不高于 3.5 ℃,均判定供试品的热原检查符合规定。

(2) 在初试的 3 只家兔中,体温升高达到或高于 0.6 ℃ 的家兔超过 1 只;或在复试的 5 只家兔中,体温升高达到或高于 0.6 ℃ 的家兔超过 1 只;或在初试、复试合并 8 只家兔的体温升高的总和高于 3.5 ℃,均判定供试品的热原检查不符合规定。当家兔升温为负值时,均以 0 ℃ 计。

五、常见问题及注意事项

(1) 降温问题:多国药典均明确规定升温为负值时,均以 0 ℃ 计。除个别药品如乳糖酸红霉素外,一般药品不引起降温。在检验中,室温过低或大幅度波动往往是引起降温的首要因素。《中华人民共和国药典》(2020 年版)规定,室温应在 17~25 ℃。一次实验中室温变化不得大于 3 ℃,严格控制室温后降温情况将会减少。此外,家兔营养不良、体质较差也会容易引起降温现象。

(2) 实验室环境:实验室环境不安静,家兔受惊扰、骚动,也可影响实验结果。

(3) 注射液:注射液在使用时要预热至 38 ℃,并注意注射速度,不宜过快。

(4) 肛温计:肛温计使用不当也会影响结果。肛温计在使用之前要进行校正,将标准温度计和肛温计同时放入恒温水浴锅,深度约 6 cm,待 1.5 min 后取出读数,分别于 38.0 ℃、38.5 ℃、39.0 ℃、39.5 ℃、40.0 ℃、40.5 ℃ 重复测量。温差大于 0.15 ℃,或取出恒温水浴锅后水银回缩者,均不适合实验用。标定允差:39 ℃ 以上允差 0.15 ℃,39 ℃ 以下允差 0.15 ℃。每年定期标定 1 次。测温时轻轻提起兔尾,将蘸有润滑剂的肛温计或探头缓缓插入肛门,每只家兔测温时间至少 2 min。读数时眼睛要平视,看清刻度读数后再用乙醇擦拭水银球。

(5) 当供试品不符合规定时,组内家兔不再使用。

六、任务结束和清场

任务结束和清场清单见表 5-18。

表 5-18　任务结束和清场清单

事　　项	状　　态	检　查　结　果	
电子天平	清洁后关闭	合格□	不合格□
鼓风干燥箱	清洁后关闭	合格□	不合格□
微生物污染过的器材	清洗并灭菌干净	合格□	不合格□
所用玻璃器皿	清洗干净	合格□	不合格□
废弃物	回收或放于指定位置	合格□	不合格□
操作场地	按要求清洁干净	合格□	不合格□

七、任务评价

任务评价清单见表 5-19。

表 5-19 任务评价清单

评价阶段	序号	评价内容	评价标准	评价结果
操作前	1	明确任务要达到的目的	准确说出任务目的	
	2	明确任务原理	准确说出任务原理	
	3	明确任务的操作步骤	准确说出任务的操作步骤	
	4	任务所需试剂和仪器的准备	正确准备所需试剂和仪器	
操作中	5	操作过程	操作规范,方法正确	
	6	仪器的使用	操作规范,方法正确	
	7	操作现象的要求	操作中观察到的现象与要求一致	
	8	任务报告	任务报告规范完整,结果正确	
操作后	9	操作时间	按时完成	
	10	清场	按要求完成清场	

任务 4　药品的细菌内毒素检查

扫码看 PPT

一、学习目标

(一) 知识目标

(1) 掌握细菌内毒素检查法的概念;掌握凝胶法的具体操作流程;掌握凝胶法的结果判断。

(2) 熟悉细菌内毒素检查法的原理及意义。

(3) 了解细菌内毒素的结构及生物活性。

(二) 能力目标

(1) 熟练掌握凝胶法的操作方法。

(2) 学会凝胶法操作中涉及的仪器设备的使用。

(三) 素质目标

(1) 具有良好的责任意识、团结协作的精神,提高学生服务国家、服务人民的社会责任感。

(2) 具有认真、细致、耐心的工作作风,培养学生的责任感,形成良好的职业道德、严谨的工作作风、实事求是的工作态度。

(3) 具有勤于思考、善于观察、善于学习的精神。

(4) 培养无菌意识与无菌的操作技能,树立安全性与有效性的药品质量的观念,并践行社会主义核心价值观,培养学生的敬业精神。

二、知识链接

(一) 细菌内毒素检查技术

细菌内毒素检查技术是用鲎试剂与细菌内毒素产生凝集反应的机制,以判断供试品中细菌内毒素的限量是否符合规定的技术。细菌内毒素检查有两种方法,即凝胶法和光度测定法,除另有规定外,以凝胶法结果为准。

(二)细菌内毒素检查的原理

鲎血变形细胞中含有两种物质,即高分子量凝固酶原和凝固蛋白原,前者经细菌内毒素激化转化成为具有活性的凝固酶,凝固酶的酶解作用将凝固蛋白原转变为凝固蛋白,凝固蛋白又通过交联酶的作用互相聚合而形成牢固的凝胶。细菌内毒素检查就是利用鲎试剂与革兰氏阳性菌产生的细菌内毒素形成的生化反应,而测出细菌内毒素含量的一种体外方法。细菌内毒素检查的原理示意图见图5-1。

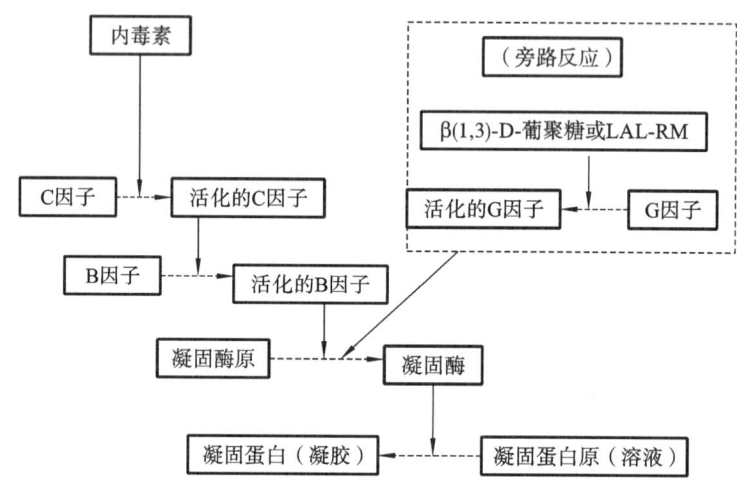

图5-1 细菌内毒素检查法的原理示意图

LAL-RM—鲎实验反应物质。

(三)细菌内毒素检查中常见的概念

(1)细菌内毒素工作标准品(CSE):以细菌内毒素国家标准品为基准进行标定,确定与其质量相当的效价。

(2)细菌内毒素检查用水(BET):细菌内毒素检查法专用水。

(3)鲎试剂的标示灵敏度(λ):在细菌内毒素检查的规定条件下,使鲎试剂产生凝集的细菌内毒素的最低浓度即为鲎试剂的标示灵敏度,用 EU/ml 表示。

(4)细菌内毒素的限值(L):每小时静脉注射进入人体,不引起热原反应的最大细菌内毒素剂量(阈值)。只要低于该限值,按照规定给药途径即安全。《中华人民共和国药典》(2020年版)中或国家标准有规定的,按供试品规定限值。

(5)最大有效稀释倍数(MVD):供试液被允许稀释的最大倍数。在不超过此稀释倍数的浓度下进行细菌内毒素限值的检测。常用的计算公式为

$$MVD = cL/\lambda$$

式中:L 为供试品的细菌内毒素的限值;

c 为供试液的浓度;

λ 为鲎试剂灵敏度。

当 L 以 EU/ml 表示时,则 $c=1.0$ ml/ml;当 L 以 EU/mg 或 EU/U 表示时,c 的单位为 mg/ml 或 U/ml。

三、任务准备

(1) 试剂与材料检查清单见表5-20。

表5-20 试剂与材料检查清单

试剂与材料名称	状　　态	检 查 结 果
氯化钠注射液	批号：	合格□　　不合格□
细菌内毒素工作标准品(10 EU/支)	批号：	合格□　　不合格□
鲎试剂($\lambda=0.25$ EU/ml)	批号：	合格□　　不合格□
细菌内毒素检查用水 2 ml	批号：	合格□　　不合格□
灭菌注射用水 5 ml	批号：	合格□　　不合格□
消毒剂:75%乙醇溶液	正常使用	合格□　　不合格□
封口膜	正常使用	合格□　　不合格□

(2) 仪器设备检查清单见表5-21。

表5-21 仪器设备检查清单

仪器设备名称	状　　态	检 查 结 果
涡旋混匀器	正常使用	合格□　　不合格□
内毒素凝胶法测定仪	正常使用	合格□　　不合格□
砂轮、试管架	正常使用	合格□　　不合格□
试管(250 ℃,60 min 干热灭菌)	正常使用	合格□　　不合格□
移液管 1 ml 或 2 ml (250 ℃,60 min 干热灭菌)	正常使用	合格□　　不合格□
吸头(去热原)	正常使用	合格□　　不合格□
移液器	正常使用	合格□　　不合格□

四、任务操作

(一) 实验前准备

1. 实验物品处理　本实验操作过程应避免外毒素的污染。实验所用的器皿需经处理,以去除可能存在的外毒素。耐热器皿常用干热灭菌法(250 ℃、30 min 以上)去除,也可采用其他确证不干扰细菌内毒素检查的适宜方法。若使用塑料器械,如微孔板和与移液器配套的吸头等,应选用标明无外毒素并且对实验无干扰的器械。

2. 内毒素限值的确定　参见《中华人民共和国药典》(2020年版)规定,氯化钠注射液内毒素限量值为 0.5 EU/ml。

3. 最大有效稀释倍数的确定　由公式 $MVD=cL/\lambda$ 可知,当 $L=0.5$ EU/ml, $\lambda=0.25$ EU/ml, $c=1$ ml/ml 时,MVD=2。

(二)溶液配制

1. 细菌内毒素工作标准品稀释

(1) 取细菌内毒素工作标准品(图 5-2)10 EU/支粉末,加入 1 ml BET,采用涡旋混匀器混匀 15 min,得到 10 EU/ml 细菌内毒素工作标准品溶液。

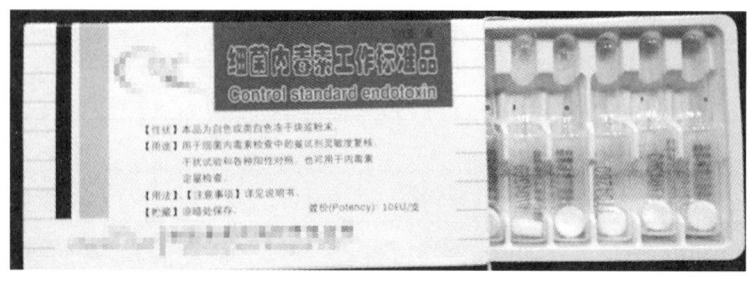

图 5-2 细菌内毒素工作标准品

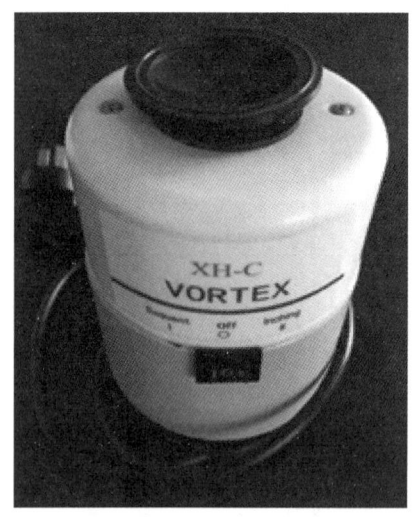

图 5-3 涡旋混匀器

(2) 取 10 EU/ml 细菌内毒素工作标准品溶液 0.2 ml,加入 1.8 ml BET,用涡旋混匀器(图 5-3)混匀 30 s,得到 1 EU/ml 细菌内毒素工作标准品溶液。

2. 供试液(A)制备 取氯化钠注射液 1 ml,加入 1 ml BET,涡旋混匀 30 s,得到供试液(A)。

3. 供试品阳性对照溶液(B)制备 取 1 EU/ml 细菌内毒素工作标准品溶液 0.5 ml,加入 0.5 ml 氯化钠注射液,涡旋混匀 30 s,得到含有 0.5 EU/ml 细菌内毒素工作标准品的供试品溶液,即 2λ 的供试品阳性对照溶液(B)。

4. 阳性对照溶液(C)制备 取 1 EU/ml 细菌内毒素工作标准品溶液 0.5 ml,加入 0.5 ml BET,涡旋混匀 30 s,得到 0.5 EU/ml 细菌内毒素工作标准品溶液,即 2λ 的阳性对照溶液(C)。

5. 阴性对照溶液(D)制备 BET 即为阴性对照溶液(D)。

(三)加样

(1) 取鲎试剂(图 5-4)8 支,按照表 5-22 进行编号,其中 2 支作为供试品管、2 支作为阴性对照管、2 支作为阳性对照管、2 支作为供试品阳性对照管,折断安瓿颈。

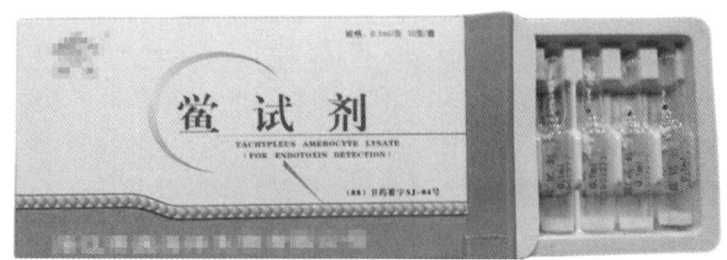

图 5-4 鲎试剂

表 5-22　凝胶法溶液的制备及加样

编号	名　　称	内毒素浓度/被加入内毒素的溶液	平行管数	每管加样量/ml	检查用水/ml
A	供试液	无/供试液	2	0.1	0.1
B	供试品阳性对照溶液	2λ/供试液	2	0.1	0.1
C	阳性对照溶液	2λ/检查用水	2	0.1	0.1
D	阴性对照溶液	无/检查用水	2	0.1	0.1

(2) 阴性对照管加入 0.2 ml BET(D),其余各管加入 0.1 ml 检查用水;每支供试品管另加入 0.1 ml 供试液(A);阳性对照管加入 0.1 ml 浓度为 2λ 的细菌内毒素溶液(C),供试品阳性对照管加入 0.1 ml 浓度为 2λ 的细菌内毒素的供试液(B)。

(四) 孵育

用封口膜封闭管口,轻轻摇匀,垂直放入(37±1)℃的内毒素凝胶法测定仪(图 5-5)中孵育(60±2)min,然后取出观察结果。安瓿管在孵育期间应避免任何的振动。

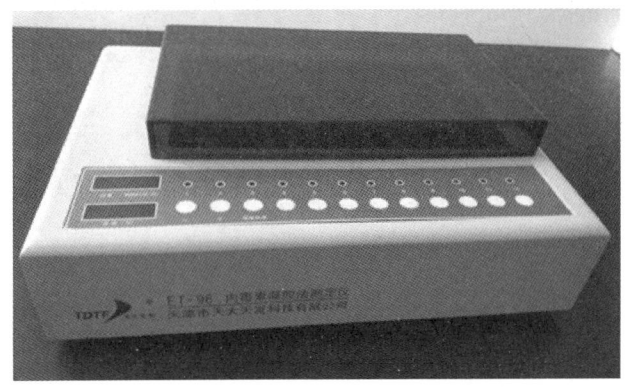

图 5-5　内毒素凝胶法测定仪

(五) 结果判断

将试管从恒温仪中轻轻取出,缓缓倒转 180°时,若管内形成凝胶,并且凝胶不变形、不从管壁滑脱,为阳性,记录为"＋";未形成凝胶或形成的凝胶不坚实、变形并从管壁滑脱者为阴性,记录为"－",见图 5-6。

若阴性对照溶液的平行管均为阴性,供试品阳性对照溶液的平行管均为阳性,阳性对照溶液的平行管均为阳性,实验有效,参见图 5-7。

供试液 2 管均为阴性(－),应认为符合规定;若 2 管均为阳性(＋),应认为不符合规定;若 2 管中 1 管为阳性(＋),1 管为阴性(－),另取 4 支供试品管复试,否则为不符合规定,参见图 5-8。

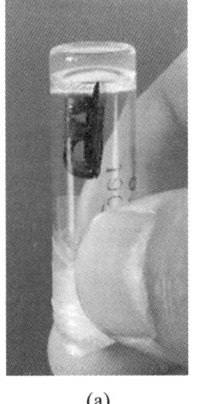
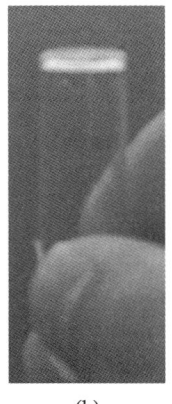

　　(a)　　　　(b)

图 5-6　凝胶形成状态
(a)阳性(＋);(b)阴性(－)

五、常见问题及注意事项

(1) 所有物品单次使用,以防交叉污染。

(2) 如果阳性对照出现阴性结果,可能是由于细菌内毒素工作标准品效价标示不准确或效

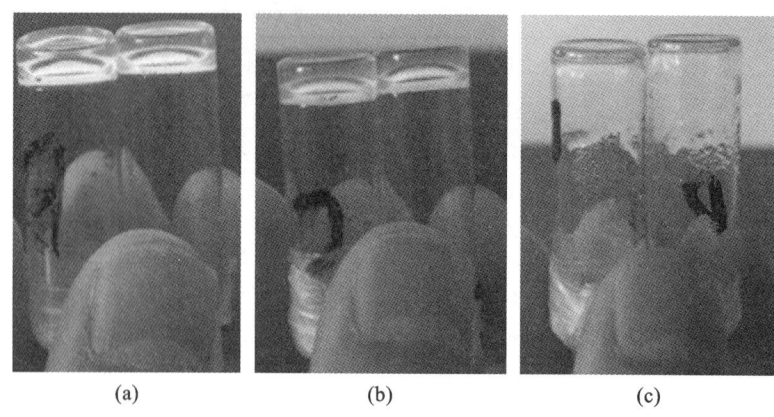

图 5-7 凝胶法实验有效示意图

(a)B 管阳性(＋＋);(b)C 管阳性(＋＋);(c)D 管阴性(－－)

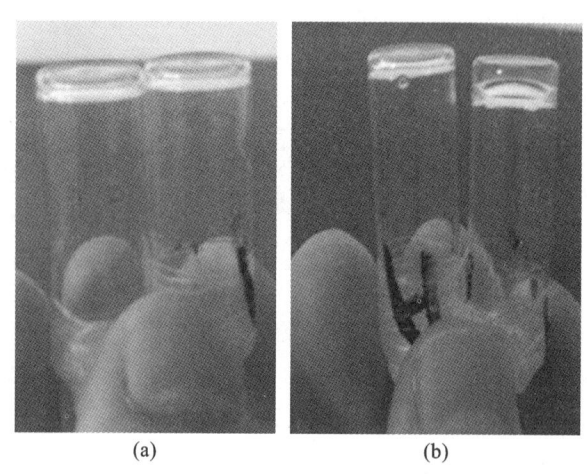

图 5-8 凝胶法实验结果示意图

(a)符合规定;(b)需要复试

价衰退、失败;稀释细菌内毒素没有使用涡旋混匀器或稀释操作不当;鲎试剂效价标示不准确或效价衰退、失效;反应试管水浴保温前,试管中内容物没有摇匀。

（3）如果阴性对照出现阳性结果,可能是由于鲎试剂或者水污染、实验器具污染、实验过程操作不当导致污染。

六、任务结束和清场

任务结束和清场清单见表 5-23。

表 5-23 任务结束和清场清单

事 项	状 态	检 查 结 果
漩涡混匀器	清洁后关闭	合格□ 不合格□
内毒素凝胶法测定仪	清洁后关闭	合格□ 不合格□
所用玻璃器皿	清洗干净	合格□ 不合格□
废弃物	回收或放于指定位置	合格□ 不合格□
操作场地	按要求清洁干净	合格□ 不合格□

七、任务评价

任务评价清单见表5-24。

表5-24 任务评价清单

评价阶段	序号	评价内容	评价标准	评价结果
操作前	1	明确任务要达到的目的	准确说出任务目的	
	2	明确任务原理	准确说出任务原理	
	3	明确任务的操作步骤	准确说出任务的操作步骤	
	4	任务所需试剂和仪器的准备	正确准备所需试剂和仪器	
操作中	5	操作过程	操作规范,方法正确	
	6	仪器的使用	操作规范,方法正确	
	7	操作现象的要求	操作中观察到的现象与要求一致	
	8	任务报告	任务报告规范完整,结果正确	
操作后	9	操作时间	按时完成	
	10	清场	按要求完成清场	

任务5 药品的宿主蛋白质残留量检测

扫码看PPT

一、学习目标

(一)知识目标

(1)掌握酶联免疫吸附实验检测方法。

(2)熟悉宿主细胞(或菌体)蛋白质残留量检测的概念及方法。

(3)了解生物制品所含杂质的分类。

(二)能力目标

(1)熟练掌握酶联免疫吸附实验检测方法,并应用于宿主细胞(或菌体)蛋白质残留量检测。

(2)学会宿主细胞(或菌体)蛋白质残留量检测操作中涉及的仪器设备的使用。

(三)素质目标

(1)具有良好的责任意识、团结协作的精神,提高学生服务国家、服务人民的社会责任感。

(2)具有认真、细致、耐心的工作作风,培养学生的责任感,形成良好的职业道德、严谨的工作作风、实事求是的工作态度。

(3)具有勤于思考、善于观察、善于学习的精神。

(4)培养无菌意识与无菌的操作技能,树立安全性与有效性的药品质量的观念,并践行社会主义核心价值观,培养学生的敬业精神。

二、知识链接

(一)宿主细胞(或菌体)残留蛋白质的定义

宿主细胞(或菌体)残留蛋白质是指与生物制品生产用的细胞、工程菌相关的特殊蛋白质杂质。

(二) 进行宿主细胞(或菌体)蛋白质残留量检测的目的

由于目前很难保证在所有的重组药物中绝对不含宿主细胞(或菌体)的蛋白质残留物,因此对该类生物制品的检查应按照《中华人民共和国药典》(2020年版)的规定来严格测定和控制异源蛋白质的含量,以防其超量而导致机体出现各种不良免疫反应,确保该类产品的质量和安全性。

(三) 酶联免疫吸附实验检测(ELISA)的原理

ELISA的原理是根据抗原-抗体反应的特点,先将抗体(抗原)包被在固相载体表面,再按不同的步骤加入待测抗原(抗体)和酶标记的抗体(抗原),待其充分反应后,用洗涤的方法将固相载体上形成的特异性抗原-抗体复合物与其他物质分离,洗去未结合的游离酶标抗体(抗原),最后加入酶的底物,根据酶对底物催化的显色反应的程度,对标本中的抗原(抗体)进行定性或定量检测,参见图5-9。常用的ELISA包括夹心法、间接法、竞争法、捕获法等。

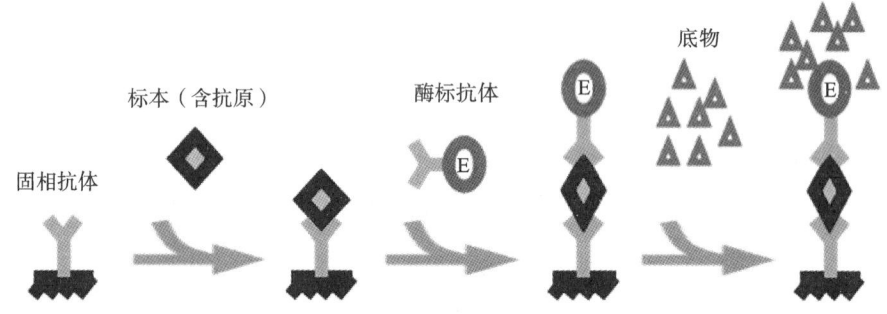

图5-9 双抗体夹心法示意图

(四) 宿主细胞(或菌体)蛋白质残留量检测的原理

根据《中华人民共和国药典》(2020年版)的规定,目前对宿主细胞(或菌体)蛋白质残留量的测定主要采用ELISA。例如,对大肠埃希菌、假单胞菌、酵母菌等工程菌的菌体蛋白质残留物的检测均采用ELISA。

检测生物制品中的宿主细胞(或菌体)蛋白质残留量一般采用的是双抗体夹心法。用双抗体夹心法检测大肠埃希菌蛋白表达系统生产的重组生物制品中蛋白质残留量的基本步骤见图5-10。

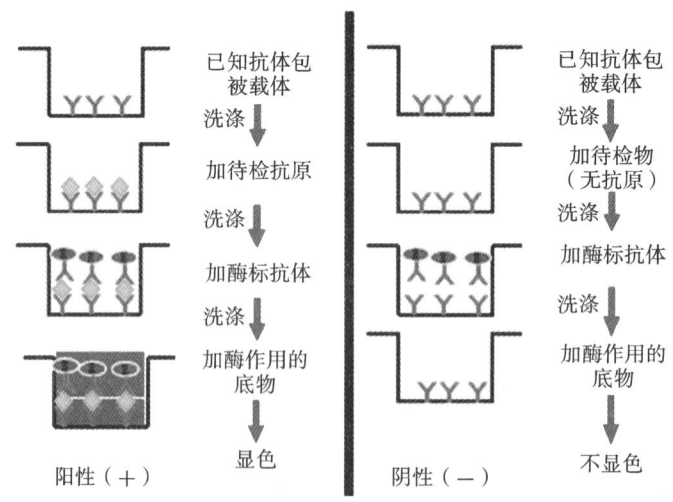

图5-10 大肠埃希菌蛋白表达系统生产的重组生物制品中蛋白质残留量测定方法的基本步骤示意图

三、任务准备

(1) 试剂与材料检查清单见表 5-25。

表 5-25 试剂与材料检查清单

试剂与材料名称	状 态	检 查 结 果
重组人粒细胞刺激因子注射液原液	正常使用	合格☐ 不合格☐
酶联免疫试剂盒	正常使用	合格☐ 不合格☐
包被液	正常使用	合格☐ 不合格☐
洗涤液	正常使用	合格☐ 不合格☐
pH7.4 磷酸盐缓冲液	正常使用	合格☐ 不合格☐
底物缓冲液 (pH 5.0 枸橼酸-磷酸盐缓冲液)	正常使用	合格☐ 不合格☐
牛血清白蛋白	正常使用	合格☐ 不合格☐
过氧化氢	正常使用	合格☐ 不合格☐
邻苯二胺	正常使用	合格☐ 不合格☐
1 mol/L 硫酸	正常使用	合格☐ 不合格☐

(2) 仪器设备检查清单见表 5-26。

表 5-26 仪器设备检查清单

仪器设备名称	状 态	检 查 结 果
容量瓶	正常使用	合格☐ 不合格☐
冰箱	正常使用	合格☐ 不合格☐
恒温培养箱	正常使用	合格☐ 不合格☐
电子天平	正常使用	合格☐ 不合格☐
酶标仪	正常使用	合格☐ 不合格☐
移液器	正常使用	合格☐ 不合格☐

四、任务操作

(一) 溶液的配制

(1) 包被液(pH 9.6 碳酸盐缓冲液):称取碳酸钠 0.32 g、碳酸氢钠 0.586 g,加水溶解,转移至 200 ml 容量瓶中并稀释至刻度线。可用商品化产品。

(2) pH 7.4 磷酸盐缓冲液:称取氯化钠 8 g、氯化钾 0.2 g、磷酸氢二钠 1.44 g、磷酸二氢钾 0.24 g,加水溶解并稀释至 500 ml,121 ℃灭菌 30 min。可用商品化产品。

(3) 洗涤液(pH 7.4):量取聚山梨酯 200.5 ml,加磷酸盐缓冲液至 500 ml。可用商品化产品。

(4) 稀释液(pH 7.4):称取牛血清白蛋白 0.5 g,加洗涤液溶解并稀释至 100 ml。

(5) 浓稀释液:称取牛血清白蛋白 1.0 g,加洗涤液溶解并稀释至 100 ml。

(6) 底物缓冲液(pH 5.0 枸橼酸-磷酸盐缓冲液):称取磷酸氢二钠($Na_2HPO_4 \cdot 12H_2O$) 1.84 g,枸橼酸 0.51 g,加水溶解并稀释至 100 ml。具有商品化产品。

(7) 底物液:取邻苯二胺 8 mg、30% 过氧化氢 30 μl,溶于底物缓冲液 20 ml 中。临用时现配。

(8) 终止液:1 mol/L 硫酸溶液。

(二) 标准品溶液的配制

按菌体蛋白质标准品说明书加水复溶,精密量取适量,用稀释液稀释成每毫升中含菌体蛋白质 500 ng、250 ng、125 ng、62.5 ng、31.25 ng、15.625 ng、7.8125 ng 的溶液。

(三) 供试液的配制

取供试品适量,用稀释液稀释成每毫升约含 250 μg 供试品的溶液。如供试品每毫升含量小于 500 μg,用浓稀释液稀释 1 倍。

(四) 测定法

(1) 取兔抗大肠埃希菌菌体蛋白质抗体适量,用包被液溶解并稀释成每毫升含其 10 μg 的溶液,以每孔 100 μL 加至 96 孔酶标板(图 5-11)内,4 ℃放置过夜(16~18 h)。

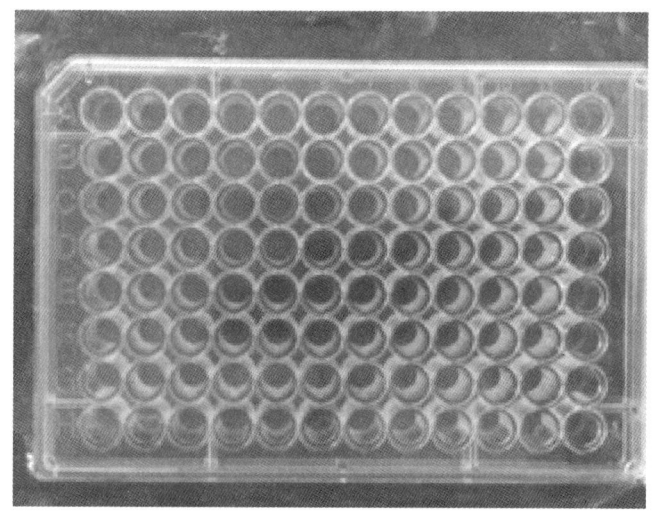

图 5-11 96 孔酶标板

(2) 用洗涤液洗酶标板 3 次。用洗涤液制备 1% 牛血清白蛋白溶液,以每孔 200 μL 加至酶标板内,37 ℃放置 2 h。

(3) 将封闭好的酶标板用洗涤液洗 3 次,以每孔 100 μL 加入标准品溶液和供试液,每个稀释度做双孔,同时预留 2 孔作为空白对照(加稀释液),37 ℃放置 2 h。

(4) 用稀释液稀释辣根过氧化物酶(HRP)标记的兔抗大肠埃希菌菌体蛋白质抗体 1000 倍,以每孔 100 μL 加至酶标板内,37 ℃放置 1 h,用洗涤液洗酶标板 10 次,以每孔 100 μL 加入底物,37 ℃避光放置 40 min,以每孔 50 μL 加入终止液终止反应。

(5) 用酶标仪在波长 492 nm 处测定吸光度,应用计算机分析软件进行读数和数据分析。

(五) 结果计算及判断

以标准品溶液的吸光度对其相应的浓度做标准曲线,并以供试液吸光度在标准曲线上得到相应菌体蛋白质的含量。

$$供试品菌体蛋白质残留量(\%) = \frac{c \times n}{T \times 10^6} \times 100\%$$

式中:c 为供试液中菌体蛋白质含量,ng/ml;

n 为供试品稀释倍数;

T 为供试品菌体蛋白质含量,mg/ml。

重组人粒细胞刺激因子注射液原液的宿主蛋白质残留量应不高于蛋白质总量的 0.10%。

五、常见问题及注意事项

(1) 所有物品单次使用,以防交叉污染。

(2) 加样应力求准确,并注意不可溅出和产生气泡。

(3) 温育时应按规定设置反应温度和反应时间,整块酶标板的温度应一致,以防"边缘效应"。

(4) 手工洗板是在每次温育后,将反应液吸出或甩干,然后用缓冲液洗涤 2～3 次,甩干。

六、任务结束和清场

任务结束和清场清单见表 5-27。

表 5-27　任务结束和清场清单

事　项	状　态	检查结果	
恒温培养箱	清洁后关闭	合格□	不合格□
电子天平	清洁后关闭	合格□	不合格□
酶标仪	清洁后关闭	合格□	不合格□
移液器	清洁后调至最大量程	合格□	不合格□
所用玻璃器皿	清洗干净	合格□	不合格□
废弃物	回收或放于指定位置	合格□	不合格□
操作场地	按要求清洁干净	合格□	不合格□

七、任务评价

任务评价清单见表 5-28。

表 5-28　任务评价清单

评价阶段	序号	评价内容	评价标准	评价结果
操作前	1	明确任务要达到的目的	准确说出任务目的	
	2	明确任务原理	准确说出任务原理	
	3	明确任务的操作步骤	准确说出任务的操作步骤	
	4	任务所需试剂和仪器的准备	正确准备所需试剂和仪器	

续表

评价阶段	序号	评价内容	评价标准	评价结果
操作中	5	操作过程	操作规范,方法正确	
	6	仪器的使用	操作规范,方法正确	
	7	操作现象的要求	操作中观察到的现象与要求一致	
	8	任务报告	任务报告规范完整,结果正确	
操作后	9	操作时间	按时完成	
	10	清场	按要求完成清场	

任务6　胃蛋白酶活力的测定

扫码看PPT

一、学习目标

(一) 知识目标

(1) 了解影响酶促反应的因素。

(2) 熟悉酶活力的含义、表示方法。

(3) 掌握酶活力测定的原理、紫外可见分光光度计的原理。

(二) 能力目标

(1) 学会利用取样测定法测定酶活力。

(2) 具备使用紫外可见分光光度计的能力。

(三) 素质目标

(1) 具有良好的责任意识、团结协作的精神,提高学生服务国家、服务人民的社会责任感。

(2) 具有认真、细致、耐心的工作作风,培养学生的责任感,形成良好的职业道德、严谨的工作作风、实事求是的工作态度。

(3) 具有勤于思考、善于观察、善于学习的精神。

(4) 树立安全性与有效性的药品质量的观念,并践行社会主义核心价值观,培养学生的敬业精神。

二、知识链接

(一) 酶类药物

(1) 助消化酶类:如胰酶、胃蛋白酶、淀粉酶、脂肪酶、纤维素酶等。

(2) 消炎抑菌酶类:如溶菌酶、菠萝蛋白酶、无花果蛋白酶等。

(3) 心血管疾病治疗酶:如链激酶、尿激酶、纤溶酶等。

(4) 抗肿瘤酶类:如天冬酰胺酶可水解天冬酰胺,抑制肿瘤细胞生长。

(5) 其他酶类:如超氧化物歧化酶等。

(二) 酶活力的定义

酶活力又称酶活性,是指酶催化一定化学反应的能力。酶的含量,不是用重量和体积来衡量,而是用酶活力大小来表示。酶活力大小通常用在一定条件下酶所催化的化学反应速度来表示,即单位时间内,底物的减少量或产物的增加量。

(三) 酶活力的国际单位

在特定条件下,每分钟能转化 1 μmol 底物的酶量,规定为一个酶的国际单位,用 U 表示。

(四) 酶活力的测定方法

1. 取样测定法 酶促反应开始一定时间后,通过加酶的变性剂的方法终止反应,测定底物减少量或产物增加量,与对照品比较计算酶活力。

2. 连续测定法 酶促反应持续进行,间隔恒定时间测定产物或底物含量,通常底物与产物有特征差别时选用此法。

(五) 胃蛋白酶活力测定的原理

在规定条件下,胃蛋白酶能催化血红蛋白水解成不被三氯醋酸所沉淀的酪氨酸、色氨酸等。酪氨酸、色氨酸等在紫外区有特征吸收,可用紫外可见分光光度计在波长为 275 nm 处直接测定并计算效价。《中华人民共和国药典》(2020 年版)规定,每 1 g 胃蛋白酶中含胃蛋白酶活力不得少于 3800U。

三、任务准备

(1) 试剂与材料检查清单见表 5-29。

表 5-29 试剂与材料检查清单

试剂与材料名称	状 态	检查结果	
血红蛋白溶液	正常使用	合格□	不合格□
盐酸	正常使用	合格□	不合格□
5%三氯醋酸溶液	正常使用	合格□	不合格□

(2) 仪器设备检查清单见表 5-30。

表 5-30 仪器设备检查清单

仪器设备名称	状 态	检查结果	
恒温水浴锅	正常使用	合格□	不合格□
电子天平	正常使用	合格□	不合格□
紫外可见分光光度计	正常使用	合格□	不合格□

四、任务操作

1. 对照品溶液的制备 精密称取经 105 ℃干燥至恒重的酪氨酸适量,加盐酸制成每毫升含 0.5 mg 酪氨酸的溶液。

2. 供试液的制备 取供试品适量,精密称量,用上述盐酸制成每毫升含 0.2～0.4 U 的溶液。

3. 测定法 取试管 6 支,其中 3 支各精密加入对照品溶液 1 ml,另 3 支各精密加入供试液 1 ml,置(37±0.5)℃水浴中保温 5 min,精密加入预热至(37±0.5)℃的血红蛋白溶液 5 ml,摇匀,准确计时,在(37±0.5)℃水浴中反应 10 min 后,立即精密加入 5%三氯醋酸溶液 5 ml,摇匀,过滤,取滤液备用。另取试管 2 支,各精密加入血红蛋白溶液 5 ml,置(37±0.5 ℃)水浴中保温 10 min,再精密加入 5%三氯醋酸溶液 5 ml,其中 1 支加供试液 1 ml,另 1 支加盐酸 1 ml。

胃蛋白酶活力测定步骤见表 5-31。

表 5-31　胃蛋白酶活力测定步骤

项　　目	1号、2号、3号 对照品平行管	4号、5号、6号 供试品平行管	7号对照品 空白对照	8号供试品 空白对照
对照品溶液 或供试液(精密)/ml	1	1	—	—
	(37±0.5)℃水浴保温 5 min		—	—
预热血红蛋白 溶液(精密)/ml	5	5	5	5
	摇匀,(37±0.5)℃水浴反应 10 min		(37±0.5)℃水浴保温 10 min	
5%三氯醋酸 溶液(精密)/ml	5	5	5 ml 5%三氯 醋酸+1 ml 盐酸	5 ml 5%三氯 醋酸+1 ml 供试液

摇匀,过滤,取滤液,在波长 275 nm 处测定 1~6 号的吸光度。算出吸光度 $\overline{A}$ 和 $\overline{A}_s$,按下式计算胃蛋白酶活力。

$$每克供试品含胃蛋白酶活力 = \frac{\overline{A} \times \overline{W}_s \times n}{\overline{A}_s \times W \times 10 \times 181.19}$$

式中,$\overline{A}_s$ 为对照品溶液的平均吸光度;

$\overline{A}$ 为供试液的平均吸光度;

W_s 为对照品溶液每毫升含酪氨酸的量,μg;

W 为供试品取样量,g;

n 为供试品稀释倍数。

上述条件下,每分钟能催化水解血红蛋白生成 1 μmol 酪氨酸的酶量为一个蛋白酶活力单位。

五、常见问题及注意事项

(1)测定时,滤液需澄清,否则将影响结果的准确度和精密度。

(2)必须准确控制反应时间,减小实验误差。

六、任务结束和清场

任务结束和清场清单见表 5-32。

表 5-32　任务结束和清场清单

事　　项	状　　态	检 查 结 果	
紫外可见分光光度计	清洁后关闭	合格□	不合格□
恒温水浴锅	清洁后关闭	合格□	不合格□
电子天平	清洁后关闭	合格□	不合格□
所用玻璃器皿	清洗干净	合格□	不合格□
废弃物	回收或放于指定位置	合格□	不合格□
操作场地	按要求清洁干净	合格□	不合格□

七、任务评价

任务评价清单见表 5-33。

表 5-33 任务评价清单

评价阶段	序号	评价内容	评价标准	评价结果
操作前	1	明确任务要达到的目的	准确说出任务目的	
	2	明确任务原理	准确说出任务原理	
	3	明确任务的操作步骤	准确说出任务的操作步骤	
	4	任务所需试剂和仪器的准备	正确准备所需试剂和仪器	
操作中	5	操作过程	操作规范,方法正确	
	6	仪器的使用	操作规范,方法正确	
	7	操作现象的要求	操作中观察到的现象与要求一致	
	8	任务报告	任务报告规范完整,结果正确	
操作后	9	操作时间	按时完成	
	10	清场	按要求完成清场	

任务 7　蛋白质的 SDS-PAGE 电泳

扫码看 PPT

一、学习目标

(一) 知识目标

(1) 了解电泳的基本原理及其影响因素。
(2) 熟悉 SDS-PAGE 的基本原理。
(3) 掌握 SDS-PAGE 的操作过程。

(二) 能力目标

(1) 学会制作电泳凝胶。
(2) 能够利用 SDS-PAGE 分离并测定蛋白质。

(三) 素质目标

(1) 具有良好的责任意识、团结协作的精神,提高学生服务国家、服务人民的社会责任感。
(2) 具有认真、细致、耐心的工作作风,培养学生的责任感,形成良好的职业道德、严谨的工作作风、实事求是的工作态度。
(3) 具有勤于思考、善于观察、善于学习的精神。
(4) 树立安全性与有效性的药品质量的观念,并践行社会主义核心价值观,培养学生的敬业精神。

二、知识链接

(一) SDS-PAGE 的凝胶的特点

SDS-PAGE 的凝胶一般采取不连续凝胶,分为浓缩胶和分离胶,而配制浓缩胶和分离胶的缓冲液和单体浓度不同。浓缩胶的作用是把样品浓缩成一条较细的区带，使其进入分离胶，在分离胶中，蛋白质结合了 SDS(十二烷基硫酸钠)后，消除了不同样品间的电荷差异，使得不同的蛋白质样品只根据其分子量的大小而区分开。

（二）聚丙烯酰胺凝胶的形成

聚丙烯酰胺凝胶电泳简称 PAGE(polyacrylamide gel electrophoresis)，是以聚丙烯酰胺凝胶作为支持介质的一种常用电泳技术。聚丙烯酰胺凝胶由单体丙烯酰胺(Acr)和甲叉双丙烯酰胺(Bis)聚合而成，聚合过程由自由基催化完成。催化聚合的常用方法有两种：化学聚合法和光聚合法。化学聚合以过硫酸铵(APS)为催化剂，以四甲基乙二胺(TEMED)为加速剂。在聚合过程中，TEMED 催化 APS 产生自由基，后者引发丙烯酰胺单体聚合，同时甲叉双丙烯酰胺与丙烯酰胺链间产生甲叉键交联，从而形成三维网状结构。

PAGE 根据其有无浓缩效应，分为连续系统和不连续系统两大类，连续系统中缓冲液 pH 及凝胶浓度相同，带电颗粒在电场作用下，主要靠电荷和分子筛效应分开。不连续系统中由于缓冲液离子成分、pH、凝胶浓度及电位梯度的不连续性，带电颗粒在电场中泳动，不仅有电荷效应、分子筛效应，还具有浓缩效应，因而其分离条带清晰度及分辨率均较前者佳。不连续体系由电极缓冲液、浓缩胶及分离胶组成。浓缩胶是由 APS 催化聚合而成的大孔胶，凝胶缓冲液为 pH 6.7 Tris-HCl。分离胶是由 APS 催化聚合而成的小孔胶，凝胶缓冲液为 pH 8.9 Tris-HCl。电极缓冲液是 pH 8.3 Tris-甘氨酸缓冲液。2 种孔径的凝胶、2 种缓冲体系、3 种 pH 使不连续体系形成了凝胶孔径、pH、缓冲液离子成分的不连续性，这是使样品浓缩的主要因素。

三、任务准备

（1）试剂与材料检查清单见表 5-34。

表 5-34　试剂与材料检查清单

试剂与材料名称	状　态	检　查　结　果	
30%凝胶储备液	正常使用	合格□	不合格□
分离胶缓冲液	正常使用	合格□	不合格□
浓缩胶缓冲液	正常使用	合格□	不合格□
电极缓冲液	正常使用	合格□	不合格□
10%SDS 溶液	正常使用	合格□	不合格□
10%过硫酸铵	正常使用	合格□	不合格□
上样缓冲液	正常使用	合格□	不合格□
考马斯亮蓝染色液	正常使用	合格□	不合格□
脱色液	正常使用	合格□	不合格□

（2）仪器设备检查清单见表 5-35。

表 5-35　仪器设备检查清单

仪器设备名称	状　态	检　查　结　果	
垂直电泳槽	正常使用	合格□	不合格□
电泳仪	正常使用	合格□	不合格□
烧杯	正常使用	合格□	不合格□
移液器	正常使用	合格□	不合格□
电炉	正常使用	合格□	不合格□

四、任务操作

1. 装板　将密封用的硅胶框放在玻璃上,然后将凹形玻璃与平玻璃重叠,将两块玻璃立起来使底端接触桌面,用手将两块玻璃夹住,放入电泳槽内,然后插入斜插板到适中程度,即可灌胶。

2. 凝胶的聚合　按表 5-36 中试剂的顺序及比例,配制分离胶及浓缩胶。

表 5-36　配制分离胶及浓缩胶加入试剂的顺序及比例

试 剂 名 称	10%的分离胶	5%的浓缩胶
30% Acr/Bis/ml	3.3	0.8
分离胶缓冲液(pH 8.9)/ml	3.75	0
浓缩胶缓冲液(pH 6.8)/ml	0	1.25
10%SDS/ml	0.1	0.1
10%过硫酸铵/μl	50	25
双蒸水/ml	4.05	2.92
TEMED/μl	5	5

(1) 配制分离胶:按表 5-36 将各液混合后,制成分离胶。将凝胶沿凝胶腔长玻璃板的内壁缓缓用滴管(吸头)滴入,不要产生气泡。将胶液加到距短玻璃板上沿 2 cm 处为止,然后用注射器仔细注入少量水(与短板相同,约 1 ml)。室温放置聚合 30~40 min。

(2) 配制浓缩胶:待分离胶聚合后,倒出上层水,并用滤纸吸取表面水分。按表 5-36 制备浓缩胶,用滴管(吸头)小心将其加到分离胶的上面,插入梳子,待浓缩胶聚合后,小心取出梳子。

3. 蛋白质样品的处理　取 20 μl 的蛋白质样品(蛋白质浓度约为 1 mg/ml),加入等体积上样缓冲液(2×),100 ℃水浴处理 2 min,冷却至室温后备用。

4. 加样(上样)　用手夹住两块玻璃板,将玻璃胶室凹面朝里,置于电泳槽内,将电泳缓冲液加至内槽玻璃凹面以上,外槽缓冲液加至距平板玻璃上沿 3 mm 处即可,注意避免电泳槽内出现气泡。

用移液器依次在各样品槽内加样,各加入 20 μl 处理好的样品溶液。

5. 电泳　加样完毕后,盖好上盖,连接电泳仪,打开电泳仪开关后,样品进胶前电流控制在 15~20 mA,大约 20 min;样品中的溴酚蓝指示剂到达分离胶之后,电流升至 30~45 mA,电泳过程中保持电流稳定。当溴酚蓝指示带迁移至距前沿 1~2 cm 处即停止电泳,电泳过程耗时 1~2 h。

6. 染色和脱色　电泳结束后,关掉电源,取出玻璃板,在长短两块玻璃板下角空隙内,用刀轻轻别开,切去一角作为标记。放入培养皿中染色 2~4 h,必要时可过夜。

弃去染色液,用蒸馏水把胶面漂洗几次,然后加入脱色液进行脱色,更换脱色液,直至蛋白质条带清晰为止。

7. 测量　测量蛋白质样品的迁移距离。

五、常见问题及注意事项

(1) 装板时要压实,并加水测试是否漏水,防止凝胶溶液发生漏液。

(2) 凝胶溶液配制要准确,保证凝胶制作成功。

六、任务结束和清场

任务结束和清场清单见表 5-37。

表 5-37　任务结束和清场清单

事　项	状　态	检　查　结　果
垂直电泳槽	清洁后关闭	合格□　　不合格□
电泳仪	清洁后关闭	合格□　　不合格□
电炉	清洁后关闭	合格□　　不合格□
所用玻璃器皿	清洗干净	合格□　　不合格□
废弃物	回收或放于指定位置	合格□　　不合格□
操作场地	按要求清洁干净	合格□　　不合格□

七、任务评价

任务评价清单见表 5-38。

表 5-38　任务评价清单

评价阶段	序号	评 价 内 容	评 价 标 准	评价结果
操作前	1	明确任务要达到的目的	准确说出任务目的	
	2	明确任务原理	准确说出任务原理	
	3	明确任务的操作步骤	准确说出任务的操作步骤	
	4	任务所需试剂和仪器的准备	正确准备所需试剂和仪器	
操作中	5	操作过程	操作规范,方法正确	
	6	仪器的使用	操作规范,方法正确	
	7	操作现象的要求	操作中观察到的现象与要求一致	
	8	任务报告	任务报告规范完整,结果正确	
操作后	9	操作时间	按时完成	
	10	清场	按要求完成清场	

模块六

理化检测

任务1 药品的杂质限量检查

扫码看PPT

一、学习目标

(一) 知识目标

(1) 掌握杂质的来源及分类,药物的纯度要求,氯化物、铁盐、重金属等一般性杂质的检查原理和方法。

(2) 了解杂质限量的概念,限量检查的常用方法,限量的表示方法及有关计算。

(二) 能力目标

(1) 熟练掌握药品的杂质限量检查方法。

(2) 学会限量检查的基本操作技术。

(3) 能够正确计算杂质限量。

(三) 素质目标

(1) 具有良好的责任意识、团结协作的精神,提高学生服务国家、服务人民的社会责任感。

(2) 具有认真、细致、耐心的工作作风,培养学生的责任感,形成良好的职业道德、严谨的工作作风、实事求是的工作态度。

(3) 树立安全性与有效性的药品质量观念,并践行社会主义核心价值观,培养学生的敬业精神。

二、知识链接

(一) 药品的杂质限量检查的定义

药品杂质是指药品中存在的无治疗作用或者影响药品的稳定性和治疗效果,甚至对人体健康产生危害的物质。由于药品来源广泛,制备工艺多样,在生产、储存、运输、使用等过程中不可避免地会引入杂质,杂质的存在会影响药品的纯度,进而影响药品的质量和用药的安全。此外,药品中的杂质还可以反映出药品生产企业在药品生产与储存过程中存在的问题。因此,为了保证药品质量,同时也为药品生产和储存过程中的质量控制提供依据,对药品中的杂质进行检查尤为重要。

(二) 药品的杂质限量检查的目的

药品中所含杂质来源广泛,单就药品本身而言,其杂质的含量越少越好,但若要将杂质完全除掉,不仅不可能,也没有必要。因此,在保证临床用药安全、有效,不影响药品稳定性、疗效和不发生毒性反应的原则下,允许药物中存在一定量的杂质。药品的杂质限量检查,通常不要求测定其准确含量,而只需检查杂质的量是否超过限量。

(三) 杂质来源

药物杂质限量检查项目主要依据药物中可能存在的杂质。因此,了解药品中杂质的来源有助于制订合理的杂质检查项目。

药品中的杂质主要有两个来源,一是由生产过程引入,二是由储存过程中引入。

(1) 由生产过程引入:在生产药品的过程中,可能引入未反应完全的原料、中间体或副产物、试剂、重金属、砷盐以及其他杂质。例如,合成阿司匹林原料药时,采用水杨酸作为原料,可能由于乙酰化反应不完全而引入水杨酸杂质;盐酸普鲁卡因注射剂在制备过程中,要经过高温灭菌过程,盐酸普鲁卡因可能水解为对氨基苯甲酸和二乙氨基乙醇,前者可进一步脱羧转化为苯胺,从而引入毒性杂质。

(2) 由储存过程引入:药品在储存过程中,在保管不善、储存时间过长或外界条件(温度、湿度、光线、空气、微生物)等因素的影响和作用下,可能发生水解、聚合、异构化、晶型转变、氧化、潮解和发霉等变化,使药品中产生相应的杂质。例如,阿司匹林在储存过程中可水解产生水杨酸杂质。

(四) 杂质分类

为了更好地控制药品中的杂质,合理地对药品中不同杂质进行分类,并对其性质加以了解,可将其根据性质、结构、来源不同分为以下几类。

1. 按性质分类

(1) 信号杂质:药品中存在的一般无害的杂质,常见的为氯化物、硫酸盐等,少量存在不会对人体健康产生危害。由于此类杂质的存在可以反映药品的纯度水平,以及药品生产过程中的工艺条件和储存过程中的状况,因此被称为信号杂质。

(2) 影响药品稳定性的杂质:药品中水分的存在可使含有酯键和酰胺键结构的药品发生水解反应;某些金属离子,如 Cu^{2+} 的存在,可能会对氧化还原反应起催化作用,从而影响药品的稳定性。

(3) 毒性杂质:药品中的重金属(如银、铅、汞、锑、锡、镍等)、砷盐及氰化物等对人体有害,应严格控制其限量,以保证用药的安全。

2. 按结构分类

(1) 无机杂质:如氯化物、硫酸盐、氰化物、铁盐、铵盐、重金属、砷盐等。

(2) 有机杂质:主要为合成中未反应完全的原料、中间体、副产物、分解产物,以及残留在药品中的有机溶剂等。

3. 按来源分类

(1) 一般杂质:在自然界中广泛分布,在多种药品的生产和储存过程中都容易引入的杂质,如氯化物、硫酸盐、重金属、水等。许多药品的杂质限量检查均涉及此类杂质,因此《中华人民共和国药典》(2020年版)收载了氯化物、硫酸盐、铁盐、重金属、砷盐、酸碱度、干燥失重、水分、炽灼残渣、易炭化物以及残留溶剂等一般杂质的检查方法。

(2) 特殊杂质:个别药品在生产和储存过程中,由于药品自身的性质、生产方法和工艺的不同而引入的杂质,如阿司匹林中的游离水杨酸、异烟肼中的游离肼等。特殊杂质仅在某种特定的药物中存在,故其检查方法分列于《中华人民共和国药典》(2020年版)的各品种项下。

一般杂质和特殊杂质并无明显界限,但无论哪种杂质,为了保证药品的质量和临床用药的安全有效,都要根据其性质、特点和来源以科学、合理的方法严格控制其限量。

(五) 限量检查的方法

药品的杂质限量检查可分为以下 4 种操作方法。

1. 对照法 取一定量被测杂质的标准溶液与一定量供试品配成的供试液,在相同的条件下加入一定的试剂处理后,比较二者的反应结果,从而判断供试品中所含杂质是否超过限量规定。使用本法时,须遵循平行原则。该法的检测结果只能确定药品所含杂质是否符合限量要求,一般不能测定供试品杂质的准确含量。

2. 灵敏度法 根据检测条件下发生反应的灵敏度控制杂质限量的方法。与对照法相比,灵敏度法对杂质的要求更严格。如对纯化水中的氯化物进行杂质检查,是在 50 ml 纯化水样品中加入稀硝酸 5 滴及 $AgNO_3$ 试液 1 ml,要求不得产生浑浊。该法就是利用 Cl^- 与 Ag^+ 反应生成氯化银沉淀的灵敏度,来控制纯化水中氯化物的杂质限量。

3. 比较法 取一定量供试品,依法测定其所含杂质的吸光度或旋光度等,要求不得超过其规定的限量或范围。如《中华人民共和国药典》(2020 年版)检查盐酸去氧肾上腺素中酮体的含量:取本品,加水制成每 1 ml 中含 2.0 mg 的溶液,以水为空白,在波长 310 nm 处测定吸光度,不得大于 0.20。本法的特点是不需要对照品,能够准确测定被测杂质的吸光度或旋光度(进而计算出被测杂质的准确含量),并与规定限量或范围比较。

4. 高效液相色谱法 除了以上 3 种方法外,目前高效液相色谱法在杂质检查中的应用越来越广泛。该方法可以有效地将药物和杂质完全分离,使测得的结果更加准确。高效液相色谱法在杂质检查中兼有对照法(限量检查)和比较法(准确测得杂质的含量)的优点,主要用于特殊杂质的检查。主要方法:①内标加校正因子法;②外标法;③加校正因子的主成分自身对照法;④不加校正因子的主成分自身对照法;⑤面积归一化法。

三、任务准备

(1) 试剂与材料检查清单见表 6-1。

表 6-1 试剂与材料检查清单

试剂与材料名称	状 态	检 查 结 果	
葡萄糖原料药	正常使用	合格□	不合格□
标准氯化钠溶液、稀硝酸、$AgNO_3$ 标准溶液	正常使用	合格□	不合格□
标准铁溶液、硝酸、硫氰酸铵溶液	正常使用	合格□	不合格□
硝酸铅标准溶液、pH 3.5 醋酸盐缓冲液、硫代乙酰胺试液	正常使用	合格□	不合格□
纯化水、称量纸、药匙	正常使用	合格□	不合格□

(2) 仪器设备检查清单见表 6-2。

表 6-2 仪器设备检查清单

仪器设备名称	状 态	检 查 结 果	
纳氏比色管	配对	合格□	不合格□
水浴锅	正常使用	合格□	不合格□
托盘天平	正常使用	合格□	不合格□
10 ml 移液管、吸耳球	正常使用	合格□	不合格□

四、任务操作

（一）氯化物的检查

取供试品 0.6 g，加水溶解至 25 ml，再加 10 ml 稀硝酸，置 50 ml 纳氏比色管中，加水至约 40 ml，摇匀，得供试液。另取标准氯化钠溶液 6.0 ml，置 50 ml 纳氏比色管中，加水供试约 40 ml，摇匀，得对照溶液。对照溶液与供试溶液中分别加入 $AgNO_3$ 标准溶液 1.0 ml，用水稀释至 50 ml，摇匀，在暗处放置 5 min，同置于黑色背景上，从比色管上方向下观察、比较，供试液不得比对照溶液更浓（0.010%）。

（二）铁盐的检查

取供试品 2.0 g，加水 20 ml 溶解后，加稀硝酸 3 滴，缓慢煮沸 5 min，放冷，用水稀释至 45 ml，加硫氰酸铵溶液（30→100）3.0 ml，摇匀，如显色，与标准铁溶液 2.0 ml 用同一方法制成的对照液比较，不得更深（0.001%）。

（三）重金属的检查

取 25 ml 纳氏比色管 3 支，甲管中加硝酸铅标准溶液一定量与 pH3.5 醋酸盐缓冲液 2 ml 后，加水稀释至 25 ml；乙管中取供试品 4.0 g，加水 23 ml 溶解后，加 pH3.5 醋酸盐缓冲液 2 ml，制成 25 ml 供试品溶液；丙管中加入与乙管相同重量的供试品，加配制供试品溶液的溶剂适量，使其溶解，再加与甲管相同量的硝酸铅标准溶液与 pH 3.5 醋酸盐缓冲液 2 ml 后，用配制供试品溶液的溶剂稀释成 25 ml。再在甲、乙、丙 3 管中分别加硫代乙酰胺试液 2 ml，摇匀，放置 2 min，同置于白纸上，自上向下透视，当丙管中显出的颜色不浅于甲管时，乙管中显示的颜色与甲管比较，不得更深。如丙管中显出的颜色浅于甲管，应取样按《中华人民共和国药典》（2020 年版）重金属检查第二法重新检查，含重金属不得超过百万分之五。

五、常见问题及注意事项

（1）杂质检查中所用纳氏比色管必须配套使用，以免影响观察结果。

（2）比色时需采用白色背景，比浊时需采用黑色背景，观看的方式为由上至下，可以使浊度及色度浓缩，从而观看得更清晰准确。

（3）采用纳氏比色管进行杂质检查的过程中一定要平行操作，使比较的结果更准确。

（4）实验的操作一定要按照《中华人民共和国药典》（2020 年版）规定的步骤从前到后按顺序完成，不可以把步骤合并，也不可以把后面的步骤提前，以免影响实验结果。

（5）供试品溶液如带颜色，可采用内消色法或外消色法处理样品。①内消色法：主要用于反应后生成白色沉淀或白色浑浊的杂质离子的检查。具体操作：取供试品溶液，加入沉淀剂，使待检杂质离子沉淀后，反复过滤至溶液完全澄清，将滤液作为配制对照溶液的溶剂；对照管中加入规定量的标准杂质溶液，加入规定的沉淀试剂，反应后，与平行操作的供试管进行比色或比浊。②外消色法：主要适用于与试剂反应生成有色溶液或有色沉淀的杂质离子的检查。具体操作：通过加入某种无干扰的试剂，使供试品溶液的颜色消色或在对照管溶液中加入某种对实验无干扰的有色物，如稀焦糖溶液，使对照管与供试管背景颜色一致。

（一）氯化物检查注意事项

（1）使用的标准氯化钠溶液应新鲜配制，浓度为 10 μg/ml。在检测条件下，氯化物的浓度以 50 ml 中含 50～80 μg 的 Cl^- 为宜，相当于标准氯化钠溶液 5～8 ml。在此范围内，氯化物与 $AgNO_3$ 标准溶液反应产生的 AgCl 的浑浊度明显，便于观察比较。

(2) 加入稀硝酸的目的是排除 CO_3^{2-}、PO_4^{3-}、SO_4^{2-} 等杂质的干扰,避免弱酸银盐沉淀的生成,并且可以加速 AgCl 浑浊的生成。

(3) 在暗处放置 5 min,目的是避免光线使氧化银分解生成单质银而影响结果的观察。

(4) 检查有机药物中的氯化物时,①如果有机药物溶于水,可按规定方法直接进行氯化物的检查;②如果有机药物不溶于水,通常加水振摇,使所含氯化物完全溶解后,取滤液依法检查;③如果检查有机药物结构中的有机氯杂质,可选择合适的有机破坏方法,待有机氯完全转变为无机氯后,再依法检查。

(5) 检查溴化物或碘化物中氯杂质时,由于氯、溴、碘性质相近,必须在检查前采用适当的方法除去干扰物质后再依法检查。

(二) 铁盐检查注意事项

(1) 用硫酸铁铵[$FeNH_4(SO_4)_2 \cdot 12H_2O$]配制标准铁溶液,同时加入硫酸防止铁盐水解,以便于保存。每 1 ml 标准铁溶液相当于 10 μg 的 Fe。本法的比色质量浓度范围以 50 ml 溶液中含 Fe^{3+} 10~50 μg 为宜,在此范围内,溶液的色泽梯度明显,便于目视比色。

(2) 由于 SCN^- 能与多种金属离子发生配位反应,如高汞、锌、锑、银、铜、钴等,在设计实验方案时应避免此类金属离子的干扰。

(3) Fe^{3+} 能与许多酸根阴离子,如 SO_4^{2-}、Cl^-、PO_4^{3-}、枸橼酸根等,发生配位反应,生成无色配位化合物而干扰检查。为排除上述酸根阴离子的干扰,可采取适当增加溶液酸度、增加硫氰酸铵溶液的用量、用正丁醇等有机溶剂提取后取醇层比色等方法。

(三) 重金属检查注意事项

(1) 用硝酸铅配制标准铅储备液,并加入一定量的稀硝酸防止铅盐水解。标准铅溶液须于临用前取适量标准铅储备液稀释而得,每 1 ml 标准铅溶液相当于 10 μg 的 Pb。本法适宜目视比色的浓度范围为 25 ml 溶液中含 Pb 10~20 μg,相当于标准铅溶液 1~2 ml。

(2) 溶液的 pH 会影响金属离子与硫化氢的呈色反应。当 pH 3.0~3.5 时,硫化铅沉淀较完全,若酸度继续增大,重金属离子与硫化氢呈色变浅,酸度太大时甚至不显色。所以如果供试品用强酸溶解,或在处理过程中使用了强酸,则应在加入醋酸盐缓冲液进行比色前加氨水,使溶液对酚酞指示剂显中性。

(3) 供试品中如有微量的高铁盐存在,在弱酸性溶液中可氧化硫化氢而析出单质硫,产生浑浊,干扰检测。可分别于甲、乙、丙 3 支试管中加入抗坏血酸 0.5~1.0 g,将 Fe^{3+} 还原成 Fe^{2+},再依法检查。

六、任务结束和清场

任务结束和清场清单见表 6-3。

表 6-3 任务结束和清场清单

事 项	状 态	检查结果	
托盘天平	正常使用	合格☐	不合格☐
水浴锅	清洁后关闭	合格☐	不合格☐
所用玻璃器皿	清洗干净	合格☐	不合格☐
废弃物	回收或放于指定位置	合格☐	不合格☐
操作场地	按要求清洁干净	合格☐	不合格☐

七、任务评价

任务评价清单见表 6-4。

表 6-4 任务评价清单

评价阶段	序号	评价内容	评价标准	评价结果
操作前	1	明确任务要达到的目的	准确说出任务目的	
	2	明确任务原理	准确说出任务原理	
	3	明确任务的操作步骤	准确说出任务的操作步骤	
	4	任务所需试剂和仪器的准备	正确准备所需试剂和仪器	
操作中	5	操作过程	操作规范,方法正确	
	6	仪器的使用	操作规范,方法正确	
	7	操作现象的要求	操作中观察到的现象与要求一致	
	8	任务报告	任务报告规范完整,结果正确	
操作后	9	操作时间	按时完成	
	10	清场	按要求完成清场	

任务 2 药品的 pH 检测

扫码看 PPT

一、学习目标

(一)知识目标

(1)掌握药品的 pH 检测的概念;掌握药品的 pH 检测的具体操作流程;掌握药品的 pH 检测的结果判断。

(2)熟悉药品的 pH 检测的原理。

(二)能力目标

(1)熟练掌握药品的 pH 检测的操作方法。

(2)学会 pH 计的使用。

(三)素质目标

(1)具有良好的责任意识、团结协作的精神,提高学生服务国家、服务人民的社会责任感。

(2)具有认真、细致、耐心的工作作风,培养学生的责任感,形成良好的职业道德、严谨的工作作风、实事求是的工作态度。

二、知识链接

(一)pH 测定法相关概念

pH 测定法是测定溶液中氢离子活度的一种方法。pH 即水溶液中氢离子活度的负对数。

(二)药品的 pH 检测的目的

药品一般需要在一定的 pH 值范围内保持性质稳定,如果超过这个范围,药品会发生分解、变性等改变,影响药品的稳定性及疗效,甚至产生毒性,因此需要进行药品的 pH 检测。

(三)药品的 pH 检测所用的电极

测定 pH 时需选择适宜的对氢离子敏感的电极与参比电极组成电池。常用的对氢离子敏感的电极(简称指示电极)有玻璃电极、氢电极、醌-氢醌电极与锑电极等;参比电极有饱和甘汞电极、银-氯化银电极等。最常用的电极为玻璃电极与饱和甘汞电极。现已广泛使用指示电极与参比电极组合一体的复合电极。除另有规定外,水溶液的 pH 应以玻璃电极为指示电极、饱和甘汞电极为参比电极的不低于 0.01 级的酸度计进行测定。

(四)药品的 pH 检测的方法

1. 缓冲溶液的选择 测定之前,按各品种项下的规定,选择 2 种或 3 种标准缓冲溶液对仪器进行校正,使供试液的 pH 处于标准缓冲溶液之间。

2. 开机通电预热,仪器校正

(1) 方法 1:先采用 2 种标准缓冲溶液对仪器进行自动校正,再用 pH 介于 2 种校正缓冲液之间且尽量与供试液 pH 较接近的第 3 种标准缓冲溶液验证,使仪器读数与标示 pH 一致。

(2) 方法 2:选择 2 种 pH 相差约 3 个 pH 单位的标准缓冲溶液,使供试液的 pH 处于二者之间。先取与供试液 pH 较接近的第 1 种标准缓冲溶液对仪器进行校正,使仪器示值与表列数值一致。再用第 2 种标准缓冲溶液核对仪器示值,与表列数值相差应不大于±0.02 个 pH 单位;如大于此偏差,则应仔细检查电极,如已损坏,应更换;否则,应调节斜率,使仪器读数与第 2 种标准缓冲液的标示 pH 相差不大于±0.02 个 pH 单位。重复上述定位与核对操作,直至不需要调节仪器。

3. 药品的 pH 检测 按规定取样或制备样品(配制供试液用水同配制标准缓冲溶液用水),置小烧杯中,用供试液充分淋洗电极数次,然后用滤纸吸干电极,再将电极浸入供试液中,轻摇供试液,平衡稳定后,进行读数。

(五)药品的 pH 检测的注意事项

(1) 由于各酸度计的精度与操作方法有所不同,应严格按各酸度计说明书与注意事项进行操作。

(2) 每次更换标准缓冲溶液或供试液前,应用纯化水充分洗涤电极,然后将水吸尽,也可用所换的标准缓冲溶液或供试液洗涤。

(3) 在测定强碱性的供试品时,应注意碱误差的问题,必要时选用适配的玻璃电极测定。

(4) 对弱缓冲溶液(如水)的 pH 测定,先用邻苯二甲酸氢钾标准缓冲溶液校正仪器后测定供试液,并重取供试液再测,直至 pH 的读数在 1 min 内改变不超过±0.05 为止;然后再用硼砂标准缓冲溶液校正仪器,再如上法测定;两次 pH 值的读数相差应不超过 0.1,两次读数的平均值为其 pH。

(5) 配制标准缓冲溶液与溶解供试品的水,应是新煮沸过的冷蒸馏水,其 pH 应为 5.5~7.0。

(6) 标准缓冲溶液一般可保存 2~3 个月,但有浑浊、发霉或沉淀等现象时,不能继续使用。

三、任务准备

(1) 试剂与材料检查清单见表 6-5。

表 6-5　试剂与材料检查清单

试剂与材料名称	状　　态	检　查　结　果
人干扰素 α2b 注射液	正常使用	合格□　　不合格□
pH 4.008,25 ℃标准缓冲溶液	正常使用	合格□　　不合格□
pH 6.865,25 ℃标准缓冲溶液	正常使用	合格□　　不合格□
pH 9.180,25 ℃标准缓冲溶液	正常使用	合格□　　不合格□
滤纸	正常使用	合格□　　不合格□
纯化水	正常使用	合格□　　不合格□
玻璃仪器：容量瓶、小烧杯、玻璃棒	正常使用	合格□　　不合格□

（2）仪器设备检查清单见表 6-6。

表 6-6　仪器设备检查清单

仪器设备名称	状　　态	检　查　结　果
酸度计	正常使用	合格□　　不合格□
所需玻璃仪器	正常使用	合格□　　不合格□

四、任务操作

（一）标准缓冲溶液的配制

《中华人民共和国药典》(2020 年版)人干扰素 α2b 注射液项下规定 pH 应为 6.5～7.5,选择 3 种标准缓冲溶液 pH 4.008、pH 6.865、pH 9.180,使供试液的 pH 处于三者之间。

（二）酸度计的校正

将电极下面的管套取下,妥善放好,不要让里面的溶液(KCl 或略酸性的缓冲溶液)倒出。于电极下置一烧杯,以洗瓶洗净电极,另以滤纸吸干,将电极置于另一盛装蒸馏水的烧杯中贴放。

开机通电预热 20 min 左右,调节零点与温度补偿,先采用 2 种标准缓冲溶液(pH 4.008、pH 9.180)对仪器进行自动校正,再用与供试液 pH 较接近的第 3 种标准缓冲溶液(pH 6.865)验证,使仪器读数与标示 pH 一致,误差应不大于±0.02 个 pH 单位。

（三）样品 pH 的测定

按规定制备供试液,置小烧杯中,用供试液充分淋洗电极数次,然后用滤纸吸干,再将电极浸入供试液中,轻摇供试液,平衡稳定后,进行读数。

实验结束,将电极洗净吸干,置于橡胶套中,橡胶套中应该有足够的 KCl 缓冲溶液,盖上加液孔。

维生素 B_{12}
注射液 pH 测定

五、常见问题及注意事项

（1）若测定溶液偏碱性,应用 pH 6.865 和 pH 9.180 的标准缓冲溶液校正仪器;测定溶液偏酸性时,则用 pH 4.008 和 pH 6.865 的标准缓冲溶液来校正仪器,校正时标准缓冲溶液的温度与被测定溶液温度一致。

（2）对于中性溶液,如水的测定,应选用邻苯二甲酸氢钾标准溶液校准后,重复测定,直至读数在 1 min 内的改变不超过 0.05 个 pH 单位为止。然后再用硼砂标准缓冲溶液校正仪器,如上法测定,两次测定的平均值即为该溶液的 pH。

(3) 由于玻璃电极的感应部分特别薄，使用时要注意防止搅拌时嗑碰。

六、任务结束和清场

任务结束和清场清单见表 6-7。

表 6-7 任务结束和清场清单

事　项	状　态	检 查 结 果	
玻璃器皿和实验台面	清洁干净	合格□	不合格□
玻璃电极	清洗干净	合格□	不合格□
酸度计	关闭，玻璃电极放在饱和KCl溶液中保存	合格□	不合格□
废弃物	回收或放于指定位置	合格□	不合格□
操作场地	按要求清洁干净	合格□	不合格□

七、任务评价

任务评价清单见表 6-8。

表 6-8 任务评价清单

评价阶段	序号	评价内容	评价标准	评价结果
操作前	1	明确任务要达到的目的	准确说出任务目的	
操作前	2	明确任务原理	准确说出任务原理	
操作前	3	明确任务的操作步骤	准确说出任务的操作步骤	
操作前	4	任务所需试剂和仪器的准备	正确准备所需试剂和仪器	
操作中	5	操作过程	操作规范，方法正确	
操作中	6	仪器的使用	操作规范，方法正确	
操作中	7	操作现象的要求	操作中观察到的现象与要求一致	
操作中	8	任务报告	任务报告规范完整，结果正确	
操作后	9	操作时间	按时完成	
操作后	10	清场	按要求完成清场	

任务 3　药品的水分测定

扫码看 PPT

一、学习目标

（一）知识目标

(1) 掌握药品的水分测定的方法分类、具体操作流程、结果判断。
(2) 熟悉药品的水分测定的原理。

（二）能力目标

(1) 能熟练掌握药品的水分测定的操作方法。

(2) 学会费休水分测定法的操作技术。

(三) 素质目标

(1) 具有良好的责任意识、团结协作的精神,提高学生服务国家、服务人民的社会责任感。

(2) 具有认真、细致、耐心的工作作风,培养学生的责任感,形成良好的职业道德、严谨的工作作风、实事求是的工作态度。

(3) 具有勤于思考、善于观察、善于学习的精神。

(4) 树立安全性与有效性的药品质量的观念,并践行社会主义核心价值观,培养学生的敬业精神。

二、知识链接

(一) 药品的水分测定的原因

药品中存在过多的水分,可使药物发生水解、霉变等,同时还会导致药品中有效成分的含量降低。

(二) 药品的水分测定的方法

《中华人民共和国药典》(2020 年版)采用 5 种方法测定药物中的水分,分别是费休水分测定法、烘干法、减压干燥法、甲苯法及气相色谱法,其中,费休水分测定法为测定水分最常用的方法。

(三) 药品的水分检查法的基本原理

现将实验室最常用的费休水分测定法介绍如下。

费休水分测定法利用非水溶液中的氧化还原滴定反应,采用费休试液作为标准滴定液。其中,费休试液是由碘、二氧化硫、吡啶和甲醇按一定比例配制。该法是利用碘和二氧化硫在吡啶和甲醇溶液中能与水发生定量反应的原理,即在一定量的水分存在下,碘能氧化二氧化硫为三氧化硫,从而达到测定水分的目的。

1. 容量滴定法 本法是根据碘和二氧化硫在吡啶和甲醇溶液中与水定量反应的原理来测定水分。所用仪器应干燥,并能避免空气中水分的侵入,测定应在干燥处进行。

(1) 费休试液的标定:精密称取纯化水 10~30 mg,用水分测定仪直接标定;或精密称取纯化水 10~30 mg,置于干燥的具塞锥形瓶中。除另有规定外,加无水甲醇适量,在避免空气中水分侵入的条件下,用费休试液滴定至溶液由浅黄色变为红棕色。另做空白实验。按下式计算:

$$F = \frac{W}{A - B} \tag{6-1}$$

式中,F 为滴定度(每毫升费休试液相当于水的重量),mg;

W 为称取纯化水的重量,mg;

A 为滴定时所消耗费休试液的体积,ml;

B 为空白实验所消耗费休试液的体积,ml。

(2) 测定法:精密称取供试品适量(消耗费休试液 1~5 ml),除另有规定外,溶剂为无水甲醇,用水分测定仪直接测定。或精密称取供试品适量,置于干燥的具塞锥形瓶中,加无水甲醇适量,在不断振摇(或搅拌)下用费休试液滴定至溶液由浅黄色变为红棕色。另做空白实验。按下式计算:

$$供试品中水分含量(\%) = \frac{(A - B) \times F}{W} \times 100\% \tag{6-2}$$

式中，A 为供试品所消耗费休试液的体积，ml；

B 为空白实验所消耗费休试液的体积，ml；

F 为每毫升费休试液相当于水的重量，mg；

W 为供试品的重量，mg。

2. 库仑滴定法 本法仍以卡尔-费休反应为基础，应用库仑滴定法测定水分。与容量滴定法相比，库仑滴定法中滴定剂碘不是从滴定管加入，而是由含有碘离子的阳极电解液电解产生。一旦所有的水被滴定完全，阳极电解液中就会出现少量过量的碘，使铂电极极化而停止碘的产生。根据法拉第定律，产生碘的量与通过的电量成正比，因此可以通过测量电量总消耗的方法来测定水分总量。本法主要用于测定含微量水分（0.0001%～0.1%）的供试品，特别适用于测定化学惰性物质如烃类、醇类和酯类中的水分。所用仪器应干燥，并能避免空气中水分的侵入，测定操作应在干燥处进行。

（1）费休试液：按卡尔-费休库仑水分滴定仪的要求配制或使用市售费休试液，无需标定滴定度。

（2）测定法：于滴定杯加入适量费休试液，先将试液和系统中的水分预滴定除去，然后精密量取供试品适量（含水量为 0.5～5 mg），迅速转移至滴定杯中，以永停滴定法指示终点，从仪器显示屏上直接读取供试品中水分的含量，其中每毫克水相当于 10.72 C 电量。

（四）药品的水分测定的注意事项

（1）在进行水分测定的过程中，需要综合考虑供试品的含水限量以及费休试液的 F 值，从而合理地确定供试品的取样量。供试品的取样量一般以消耗费休试液 1～5 ml 为宜，费休试液的 F 值应在 4.0 mg/ml 上下。当 F 值降低至 3.0 mg/ml 以下时，滴定终点不敏锐，应及时更换，不宜再用。费休试液不稳定，应置于阴凉干燥处避光密封保存，且于每次临用前重新标定。

（2）费休水分测定法不适于氧化剂、还原剂以及能与试液生成水的化合物中水分的测定。一些羰基化合物，如活泼的醛、酮，可与试剂中的甲醇发生反应，生成缩醛和水，也会干扰测定。

（3）用费休水分测定法中容量滴定法测定对热稳定的供试品，亦可将水分测定仪和市售卡氏干燥炉联用测定水分。即将一定量的供试品在干燥炉或样品瓶中加热，并用干燥气体将蒸发出的水分导入水分测定仪中测定。

（4）使用甲苯法时测定用的甲苯，须先加少量水充分振摇后放置，将水层分离弃去，经蒸馏后使用。对于中药测定用的供试品，一般先破碎成直径不超过 3 mm 的颗粒或碎片，直径和长度在 3 mm 以下的可不破碎。

三、任务准备

（1）试剂与材料检查清单见表 6-9。

表 6-9 试剂与材料检查清单

试剂与材料名称	状　态	检 查 结 果
人干扰素 α2b 注射液	正常使用	合格□　不合格□
纯化水	正常使用	合格□　不合格□
无水甲醇（分析纯）	正常使用	合格□　不合格□
费休试液（分析纯）	正常使用	合格□　不合格□

(2) 仪器设备检查清单见表 6-10。

表 6-10 仪器设备检查清单

仪器设备名称	状 态	检查结果	
卡尔-费休库仑水分测定仪	正常使用	合格□	不合格□
所需玻璃仪器	正常使用	合格□	不合格□
电子天平	1/10000	合格□	不合格□
微量进样器	正常使用	合格□	不合格□

四、任务操作

(一) 滴定前准备

确认费休试液和无水甲醇充足、仪器连接完好后，打开电源开关，必要时排空滴定杯，在滴定杯中加入溶剂，直至甲醇基本浸没电极铂金柱。

(二) 费休试液滴定度的标定

启动仪器，将水分测定仪调至平衡状态，用 10 μL 微量进样器量取经称量的 10 μL 纯化水（精确至 0.01 μL），加入滴定杯中，将重量输入水分仪中，标定费休试液的滴定度，同法平行操作 5 次，取平均值得 F。

(三) 样品测定

精密称取药品适量置样品池中，在水分测定仪上滴定至终点，记录消耗费休试液的体积，根据费休试液的 F 值，计算出药品中的水分含量。

五、常见问题及注意事项

(1) 滴定时，搅拌要充分且均匀。

(2) 进样时，要防止注射器头受外界污染而影响测定结果，同时要防止进样时样品的损失，如在注射器头上挂滴或溅到测量池壁或电极杆上。

(3) 费休试剂瓶进气口要安装干燥器，以防止试剂吸收空气中的水分而使试剂的滴定度下降，造成严重的测定误差。

(4) 滴定过程中，有时会出现提前到达终点现象，造成测定结果偏低，特别是在测定低浓度含水量的样品时，影响更大，甚至无法进行测定。主要是空气中的氧将滴定池中的碘离子氧化为碘，从而减少了试剂的消耗量。太阳光也会明显地促进氧与碘离子的氧化反应，因此对试剂要采取避光措施。另外，试剂的组成对化学反应速度有一定的影响，如二氧化硫过量、试剂不纯、配制试剂的含水量过高等，都容易发生终点提前现象。

六、任务结束和清场

任务结束和清场清单见表 6-11。

表 6-11 任务结束和清场清单

事 项	状 态	检查结果	
玻璃器皿和实验台面	清洗干净	合格□	不合格□
废液	回收或放于指定位置	合格□	不合格□
关机	关闭电源	合格□	不合格□
废弃物	回收或放于指定位置	合格□	不合格□
操作场地	按要求清洁干净	合格□	不合格□

七、任务评价

任务评价清单见表 6-12。

表 6-12 任务评价清单

评价阶段	序号	评价内容	评价标准	评价结果
操作前	1	明确任务要达到的目的	准确说出任务目的	
	2	明确任务原理	准确说出任务原理	
	3	明确任务的操作步骤	准确说出任务的操作步骤	
	4	任务所需试剂和仪器的准备	正确准备所需试剂和仪器	
操作中	5	操作过程	操作规范,方法正确	
	6	仪器的使用	操作规范,方法正确	
	7	操作现象的要求	操作中观察到的现象与要求一致	
	8	任务报告	任务报告规范完整,结果正确	
操作后	9	操作时间	按时完成	
	10	清场	按要求完成清场	

任务 4　牛血白蛋白纯度的测定

扫码看 PPT

一、学习目标

(一) 知识目标

(1) 了解常用的含量测定方法。
(2) 熟悉电泳的基本原理。
(3) 掌握醋酸纤维素薄膜电泳的基本流程。

(二) 能力目标

(1) 熟练掌握醋酸纤维素薄膜电泳的方法。
(2) 具备检测蛋白质纯度的能力。

(三) 素质目标

(1) 具有良好的责任意识、团结协作的精神,提高学生服务国家、服务人民的社会责任感。
(2) 具有认真、细致、耐心的工作作风,培养学生的责任感,形成良好的职业道德、严谨的工作作风、实事求是的工作态度。
(3) 具有勤于思考、善于观察、善于学习的精神。
(4) 树立安全性与有效性的药品质量的观念,并践行社会主义核心价值观,培养学生的敬业精神。

二、知识链接

(一) 醋酸纤维素薄膜的性质

醋酸纤维素薄膜是纤维素的醋酸酯,由纤维素的羟基经乙酰化而制成。将它溶于丙酮等有机溶液中,即可涂布成均一细密的微孔薄膜,厚度以 0.1~0.15 mm 为宜。太厚则吸水性差,分离效果不好;太薄则膜片缺少应有的机械强度而易碎。

(二) 醋酸纤维素薄膜的特点

(1) 醋酸纤维素薄膜对蛋白质样品吸附极少,无"拖尾"现象,染色后背景能完全脱色,各种蛋白质染色带分离清晰,因而提高了测定的精确性。

(2) 快速省时。由于醋酸纤维素薄膜亲水性较滤纸小,薄膜中所容纳的缓冲液也较少,电渗作用小,电泳时大部分电流是由样品传导的,所以分离速度快,电泳时间短,一般电泳 45~60 min 即可,加上染色、脱色,完成整个电泳仅需 90 min 左右。

(3) 灵敏度高,样品用量少。测定血清蛋白纯度时仅需 2 μl 血清,甚至只需加样 0.1 μl(仅含 5 μg 蛋白质样品)也可得到清晰的分离带。利用这一点,临床发现病理情况下蛋白质的改变。

(4) 应用面广。某些蛋白质在纸上电泳不易分离,如甲胎蛋白、溶菌酶、胰岛素、组蛋白等,用醋酸纤维素薄膜电泳能较好地分离。

(5) 醋酸纤维素薄膜电泳染色后,经冰乙酸、乙醇混合液或其他溶液浸泡后可制成透明的干板,有利于扫描定量及长期保存。

(三) 醋酸纤维素薄膜的预处理

市售醋酸纤维素薄膜均为干膜片,醋酸纤维素薄膜的浸润与选择是电泳成败的关键。将干膜片漂浮于电极缓冲液表面,其目的是选择膜片的厚薄及均匀度,如漂浮 15~30 s 时,膜片吸水不均匀,则有白斑点或条纹,这提示膜片厚薄不匀,应舍弃不用,以免造成电泳后区带扭曲,界限不清,背景脱色困难,结果难以重复。由于醋酸纤维素薄膜亲水性比纸小,浸泡 30 min 以上是为了保证醋酸纤维素薄膜中有一定量的缓冲液,并使其恢复到原来多孔的网状结构。最好是让漂浮于缓冲液的醋酸纤维素薄膜吸满缓冲液后自然下沉,这样可赶走薄膜上聚集的小气泡。点样时,应将醋酸纤维素薄膜表面多余的缓冲液用滤纸吸去,以免缓冲液太多而引起样品扩散。但也不能吸得太干,太干则样品不易进入醋酸纤维素薄膜的网状结构内而造成电泳起始点参差不齐,影响分离效果。吸水量以不干不湿为宜。为防止指纹感染,取膜时,应戴指套或用镊子。

三、任务准备

(1) 试剂与材料检查清单见表 6-13。

表 6-13 试剂与材料检查清单

试剂与材料名称	状 态	检 查 结 果	
pH8.6 巴比妥缓冲液	正常使用	合格□	不合格□
染色液	正常使用	合格□	不合格□
漂洗液	正常使用	合格□	不合格□
0.2 mol/L NaOH 洗脱液	正常使用	合格□	不合格□
醋酸纤维素薄膜	正常使用	合格□	不合格□

(2)仪器设备检查清单见表6-14。

表6-14 仪器设备检查清单

仪器设备名称	状 态	检 查 结 果
电泳仪	正常使用	合格□ 不合格□
水平式电泳槽	正常使用	合格□ 不合格□
紫外可见分光光度计	正常使用	合格□ 不合格□

四、任务操作

1. 电泳 将醋酸纤维素干膜片粗糙面向下,浸入 pH 8.6 巴比妥缓冲液中,完全浸湿后取出,用滤纸吸去多余缓冲液。将醋酸纤维素薄膜粗糙面向上,放在电泳支架上,在醋酸纤维素薄膜上距负极端 2 cm 处直线状滴加样品 2~3 μl,用宽度与薄膜相同的滤纸作为"滤纸桥"连接醋酸纤维素薄膜和两极缓冲液,待滤纸全部被缓冲液浸湿后,通电,电场强度为 10 V/cm,设定电压 100 V 左右,电泳 1 h。

2. 染色 电泳结束后,取出醋酸纤维素薄膜,浸入染色液中 2~3 min。

3. 漂洗 将染色的醋酸纤维素薄膜浸入漂洗液中反复漂洗,完全洗净,直到底色为白色。

4. 洗脱 将漂洗干净的醋酸纤维素薄膜用滤纸吸干,剪下白蛋白区带1及杂蛋白区带2,分别浸入 5 ml NaOH 洗脱液中,振摇至膜条底色为白色后,于 620 nm 处测定吸光度。相同条件下,取同样大小的无蛋白部分的醋酸纤维素薄膜作为空白对照。

5. 结果计算 白蛋白纯度 $=A_1/(A_1+A_2)\times 100\%$。

五、常见问题及注意事项

(1)醋酸纤维素薄膜放入电泳槽时要分清正反面,防止放错导致电泳无效。
(2)点样时要线性点样,避免点样点过大,造成误差,每次加样量不超过 1 μl。
(3)拿取醋酸纤维素薄膜要使用镊子,夹住一角,防止汗渍和指纹污染,影响电泳。
(4)洗脱要彻底,要将醋酸纤维素薄膜上的染料尽量洗净,以提高结果的准确度。

六、任务结束和清场

任务结束和清场清单见表6-15。

表6-15 任务结束和清场清单

事 项	状 态	检 查 结 果
紫外可见分光光度计	清洁后关闭	合格□ 不合格□
电泳仪	清洁后晾干	合格□ 不合格□
电泳槽	清洁后晾干	合格□ 不合格□
所用玻璃器皿	清洗干净	合格□ 不合格□
废弃物	回收或放于指定位置	合格□ 不合格□
操作场地	按要求清洁干净	合格□ 不合格□

七、任务评价

任务评价清单见表6-16。

表 6-16 任务评价清单

评价阶段	序号	评价内容	评价标准	评价结果
操作前	1	明确任务要达到的目的	准确说出任务目的	
	2	明确任务原理	准确说出任务原理	
	3	明确任务的操作步骤	准确说出任务的操作步骤	
	4	任务所需试剂和仪器的准备	正确准备所需试剂和仪器	
操作中	5	操作过程	操作规范,方法正确	
	6	仪器的使用	操作规范,方法正确	
	7	操作现象的要求	操作中观察到的现象与要求一致	
	8	任务报告	任务报告规范完整,结果正确	
操作后	9	操作时间	按时完成	
	10	清场	按要求完成清场	

任务 5　高效液相色谱仪的使用

扫码看 PPT

一、学习目标

(一) 知识目标

(1) 掌握高效液相色谱法主要分离机制及其特点。
(2) 熟悉高效液相色谱法的塔板理论、速率理论。
(3) 了解高效液相色谱法的发展历程及与其他色谱法的区别。

(二) 能力目标

(1) 能熟练运用高效液相色谱法进行定性与定量分析。
(2) 熟悉高效液相色谱仪的基本部件组成、功能。
(3) 能够熟练操作高效液相色谱仪。
(4) 能用高效液相色谱法解决实际分离分析问题。

(三) 素质目标

(1) 具有良好的责任意识、团结协作的精神,提高学生服务国家、服务人民的社会责任感。
(2) 具有认真、细致、耐心的工作作风,培养学生的责任感,形成良好的职业道德、严谨的工作作风、实事求是的工作态度。
(3) 具有勤于思考、善于观察、善于学习的精神。
(4) 树立安全性与有效性的药品质量的观念,并践行社会主义核心价值观,培养学生的敬业精神。

二、知识链接

(一) 高效液相色谱法

高效液相色谱法(HPLC)是 20 世纪 60 年代末,以经典液相柱色谱法为基础,采用颗粒非常细的高效固定相、高压输送流动相的高压泵及更灵敏的检测器而飞速发展起来的一项分离效果好、分析速度快、检测灵敏度高、自动化程度高的现代液相色谱分析技术,应用非常广泛。高效液相色谱法已经成为药物检验中应用非常广泛的一种重要的仪器分析方法。

(二)使用高效液相色谱法进行药品生物检测的特点

(1)高选择性:由于流动相为液体,其选择范围宽,提高了分离样品的选择性。

(2)高速度:高效液相色谱仪采用高压泵输送流动相,提高了流动相流速,大大缩短了分离分析时间,一般只需几分钟或十几分钟,而经典液相柱色谱法常需几十分钟,甚至十几个小时。

(3)高柱效:由于采用了新型固定相,因此高效液相色谱法的分离效率大大提高,可以达到每米3万塔板以上。

(4)高灵敏度:主要表现在所需样品量少,几十微升即可。此外,高效液相色谱仪采用了高灵敏度的检测器,也进一步大大提高了分析的灵敏度。

(5)应用范围广:由于分析的样品不受试样的挥发性和热稳定性的限制,因此应用范围广,可以用于分析80%的有机物。

(三)高效液相色谱法在药品检测中的作用

自《美国药典》于1975年收载高效液相色谱法以来,高效液相色谱法已成为各国各地区药典首选检测手段,广泛应用于药品的检测。《中华人民共和国药典》于1985年收载本法。相较于收载的其他检测方法,高效液相色谱法在《中华人民共和国药典》中的使用频率逐版大幅提高。

(四)高效液相色谱法的基本原理

色谱分析是将混合物中的各组分在色谱柱内进行分离,然后对分离后的组分进行定性和定量分析。在实际的色谱分离过程中,组分保留时间为何不同?色谱峰为何变宽?这些与色谱过程中的热力学因素和动力学因素有关。塔板理论和速率理论从两方面揭示了影响色谱过程的因素。

1. 塔板理论 塔板理论由马丁和辛格提出,建立这一理论的思路来源于分馏塔,是在实践中总结出来的半经验理论。塔板理论将色谱分离过程比拟为蒸馏过程,将色谱柱看成分馏塔,每一小段相当于一层塔板。当混合物组分进入色谱柱后,在第一层塔板的两相内进行分配并达到平衡,组分随流动相进入新塔板时进行新的分配平衡,色谱分离过程是多次平衡过程的重复。所以色谱柱的塔板越多,分配平衡的次数就越多,分离效果就越好。由于色谱柱的塔板数相当多,即使两组分的分配系数只有微小的差别,也可以取得很好的分离效果。

塔板理论将色谱柱分成 n 段,n 为理论塔板数,每一段称为一块理论塔板,塔板高度为 H,设柱长为 L,则三者的关系:

$$n = \frac{L}{H} \qquad (6-3)$$

理论塔板数 n 越大,理论塔板高度 H 越小,色谱柱的分离效能越高。

塔板理论是一种半经验性的色谱理论,它用热力学的观点解释色谱分离过程,提出了计算色谱柱效能的塔板数的计算公式。但色谱过程不仅受热力学因素的影响,也受动力学因素的影响。

2. 速率理论 速率理论是由荷兰学者范第姆特等提出的色谱动力学理论。速率理论认为,单个组分分子的粒子在固定相和流动相间要发生反复多次的交换,分子扩散和传质等因素使组分分子在柱内随流动相前进的速率不同,影响色谱柱效能。速率理论吸收了塔板理论的概念,联系了影响塔板高度的动力学因素,充分考虑组分在两相间的分子扩散和传质过程,提出了速率方程(又称范第姆特方程):

$$H = A + \frac{B}{u} + Cu \tag{6-4}$$

式中,H 为理论塔板数;

A 为涡流扩散系数;

B 为分子扩散系数;

C 为传质阻力系数;

u 为载气的线速度,即在一定时间内载气在色谱柱中的流动距离,cm/s。

由式 6-4 可知,当 u 一定时,A、B 和 C 3 个系数的值越小,H 才能越小,色谱柱效能越高,色谱峰越窄;反之,柱效能低,色谱峰宽。

(五) 高效液相色谱仪的基本组成

高效液相色谱法所用的仪器称为高效液相色谱仪。高效液相色谱仪主要包括高压输液系统、进样系统、分离系统、检测系统和数据记录与处理系统 5 大系统。

1. 高压输液系统 常由高压输液泵及流路构成,有的仪器装配有梯度洗脱和在线混合与脱气装置。

2. 进样系统 多采用进样阀,有的采用自动进样装置。

3. 分离系统 一般为色谱柱,常用的色谱柱填充剂为化学键合硅胶;反相色谱系统使用非极性填充剂,以十八烷基硅烷键合硅胶(ODS)最常用,有的装配有柱温控制器。

4. 检测系统 检测系统种类较多,最常用的检测器为紫外检测器(包括二极管阵列检测器(DAD)等),其他常见的检测器有荧光检测器、示差折光检测器、蒸发光散射检测器、电化学检测器和质谱检测器等。检测器不同,对流动相的要求也不同。应根据所使用的检测器合理地选择流动相。

5. 数据记录与处理系统 数据记录与处理系统为配有色谱数据工作站的电脑。

(六) 高效液相色谱法的测定方法

高效液相色谱法可用于定性及定量分析。对色谱图中各个组分峰进行定性时,主要依据色谱图中待测组分的保留值。但是不同组分在相同的固定相上色谱峰出现的时间可能相同,对位置范围的试样定性有一定困难,常需结合一些其他分析方法和技术进行辅助鉴定。

1. 定性分析

(1) 利用纯物质定性。

①利用保留值定性:对于组成不太复杂的样品,在一定操作条件下,各组分的保留时间是一定值。在相同的色谱条件下,通过对比试样中具有与纯物质相同保留值的色谱峰,来确定试样中是否含有该物质及在色谱图中的位置。不适用于不同仪器上获得的数据之间的对比。

高效液相色谱法测甲硝唑片含量

②利用加入法定性:如果未知样品较复杂,可采用在未知混合物中加入已知物,根据未知物中哪个峰增大,来确定未知物中组分。将纯物质加入试样中,观察各组分色谱峰的相对变化。

(2) 利用相对保留值 r_{21} 定性:相对保留值 r_{21} 仅与柱温和固定液性质有关。在色谱手册中都列有各种物质在不同固定液上的保留数据,可以用来进行定性鉴定。这种方法要求找一个基准物质,一般选用苯、正丁烷、环己烷等。所选用的基准物质的保留值应尽量接近待测样品组分的保留值。

(3) 保留指数定性:保留指数又称 Kovats 指数,是一种重现性较好的定性参数。保留指数定性是以正构烷烃为标准,规定其保留指数为分子中碳原子个数乘100(如正己烷的保留指数为 600)。

(4) 与其他分析仪器联用定性:将色谱和其他分析仪器联用可获得丰富的结构信息。目前比较成熟的联用仪器有 GC-MS 气相色谱质谱联用仪、气相色谱-傅立叶红外光谱联用仪(GC-FTIR)等。

2. 定量分析 高效液相色谱定量分析是根据检测器对组分产生的响应信号强弱与组分的质量(或浓度)成正比的原理,通过色谱图上的峰面积或峰高,计算样品中组分的含量。

(1) 内标法:当组分不能全部流出色谱柱,或有些组分不能在检测器上产生信号时,或只需要对样品中某几个组分进行定量时,可选用内标法。内标法是将一定量的纯物质(试样中不含有的物质)作为内标物加入准确称量的试样中,根据试样和内标物的质量以及被测组分和内标物的峰面积求出被测物的含量,具体操作如下:

①按品种正文项下的规定,精密称(量)取对照品和内标物质,分别配成溶液,各精密量取适量,混合,配成测定校正因子的对照溶液。取一定量进样,记录色谱图。测量对照品和内标物的峰面积或峰高。

②取各品种项下含有内标物的供试品液,进样,记录色谱图,测量供试品中待测成分和内标物的峰面积或峰高。

采用内标法,可避免因供试品前处理及进样体积误差对测定结果的影响。校正因子 f 的计算方法如下:

$$(f) = \frac{A_S/C_S}{A_R/C_R} \tag{6-5}$$

式中,f 为校正因子。

A_S 为内标物的峰面积或峰高;

A_R 为内标物的浓度;

C_S 为对照品的峰面积或峰高;

C_R 为对照品的浓度。

内标法公式:

$$C_X = \frac{fA_X}{A_S/C_S} \tag{6-6}$$

式中,C_X 为供试品中成分(或其杂质)的浓度;

A_X 为供试品中成分(或其杂质)峰面积或峰高;

A_S 为内标物的峰面积或峰高;

C_S 为内标物的浓度;

f 为校正因子。

(2) 外标法:按各品种项下的规定,精密称(量)取对照品和供试品,配制成溶液,分别精密取一定量,进样,记录色谱图,测量对照品溶液和供试品溶液中待测物质的峰面积或峰高,按式6-7计算含量:

$$C_X = C_R \times \frac{A_X}{A_R} \tag{6-7}$$

式中，C_X 为供试品中成分（或其杂质）的浓度；

A_X 为供试品中成分（或其杂质）的峰面积或峰高；

A_R 为对照品的峰面积或峰高；

C_R 为对照品的浓度。

外标法的优点是操作简便、准确性较高，由于测定的是同种物质，外标法不需要使用校正因子，适用于大批量试样的快速分析，广泛应用于工业控制分析。外标法的缺点是操作条件变化对结果准确性的影响较大，对进样的准确性控制要求较高。

（3）加校正因子的主成分自身对照法：测定杂质含量时，可采用加校正因子的主成分自身对照法。在建立方法时，按各品种项下的规定，精密称（量）取适量杂质对照品和待测成分对照品，配制测定杂质校正因子的溶液，进样，记录色谱图，按上述（1）内标法计算杂质的校正因子。

也可精密称（量）取适量主成分对照品和杂质对照品，分别配制成不同浓度的溶液，进样，记录色谱图，绘制主成分浓度和杂质浓度对其峰面积的回归曲线，以主成分回归曲线斜率与杂质回归曲线斜率的比值计算校正因子。

校正因子可直接记入各品种项下，用于校正杂质的实测峰面积。需做校正计算的杂质，通常以主成分为参比，采用相对保留时间定位，其数值一并记入各品种项下。

测定杂质含量时，按各品种项下规定的杂质限度，将供试品溶液稀释成与杂质限度相当的溶液，作为对照溶液；进样，记录色谱图，必要时，调节纵坐标范围（以噪声水平可接受为限），使对照品溶液的主成分色谱峰的峰高达满量程的 10%～25%。除另有规定外，通常含量低于 0.5% 的杂质，峰面积的相对标准偏差（RSD）应小于 10%；含量为 0.5%～2% 的杂质，峰面积的 RSD 应小于 5%；含量大于 2% 的杂质，峰面积的 RSD 应小于 2%。然后，取供试品溶液和对照品溶液适量，分别进样，除另有规定外，供试品溶液的记录时间应为主成分色谱峰保留时间的 2 倍，测量供试品溶液色谱图上各杂质的峰面积，分别乘相应的校正因子后与对照品溶液主成分的峰面积比较，计算各杂质含量。

（4）不加校正因子的主成分自身对照法：测定杂质含量时，若无法获得待测杂质的校正因子，或校正因子可以忽略，也可采用不加校正因子的主成分自身对照法。同上述配制对照品溶液，进样，调节纵坐标范围和计算峰面积的相对标准偏差后，取供试品溶液和对照品溶液适量，分别进样。除另有规定外，供试品溶液的记录时间应为主成分色谱峰保留时间的 2 倍，测量供试品溶液色谱图上各杂质的峰面积并与对照品溶液主成分的峰面积比较，依法计算杂质含量。

（5）面积归一化法：按各品种项下的规定，配制供试品溶液，取一定量进样，记录色谱图。测量各峰的面积和色谱图上除溶剂峰以外的总色谱峰面积。用于杂质检查时，由于仪器响应的线性限制，峰面积归一化法一般不宜用于微量杂质的检查。

（七）系统适用性实验

《中华人民共和国药典》（2020 年版）规定，实验前应进行系统适用性实验（包括针对理论塔板数、分离度、拖尾因子、重复性等），对仪器进行实验和调整，检查仪器是否符合检验标准的规定。

色谱柱理论塔板数（n）常用于色谱柱的分离效能的评价。分离度（R）用于评价待测组分与相邻共存物、降解物或难分离杂质之间的分离程度，是衡量色谱系统分离效能的重要指标，有助于对色谱系统进行控制。拖尾因子（T）用于评价色谱峰的对称性，若峰拖尾严重，将影响分离效果，也会影响峰面积的准确测量，降低测量的精度。重复性用于评价连续进样中，色谱系统响应值的重复性能。在采用外标法时，取对照品溶液连续进样 5 次，其峰面积测量值的相对标准偏差(RSD)应不大于2.0%；采用内标法时,通常配制相当于80%、100%和120%的对照品溶液,加入规定量的内标溶液,配成3种不同浓度的溶液,分别至少进样2次,计算平均校正因子,其相对标准偏差应不大于2.0%。

三、任务准备

(1) 试剂与材料检查清单见表6-17。

表6-17 试剂与材料检查清单

试剂与材料名称	状　态	检查结果	
流动相:20%甲醇溶液	正常使用	合格□	不合格□
溶剂:50%甲醇溶液	正常使用	合格□	不合格□
色谱甲醇	正常使用	合格□	不合格□
甲硝唑片	正常使用	合格□	不合格□
甲硝唑对照品	正常使用	合格□	不合格□
玻璃仪器:50 ml/100 ml容量瓶、5 ml移液管、玻璃研钵等	正常使用	合格□	不合格□
微量进样器、0.45 μm滤膜、称量纸	正常使用	合格□	不合格□

(2) 仪器设备检查清单见表6-18。

表6-18 仪器设备检查清单

仪器设备名称	状　态	检查结果	
高效液相色谱仪	正常使用	合格□	不合格□
所需玻璃仪器	正常使用	合格□	不合格□
流动相抽滤装置、超声仪	正常使用	合格□	不合格□
电子天平	1/10000	合格□	不合格□

四、任务操作

(一) 流动相的配制和预处理

按照甲醇：水＝20：80的比例,配成流动相。采用真空抽滤装置,用0.45 μm滤膜滤去流动相中的固体颗粒,滤液收集用滤后流动相洗净的试剂瓶中,然后置于超声波脱气机中,开盖脱气10~20 min,备用。

(二) 对照品溶液的制备

精密称取甲硝唑对照品适量,用流动相溶解并定量稀释制成每毫升约含0.25 mg的溶液,用0.45 μm滤膜过滤,即为对照品溶液。

(三) 供试品溶液的制备

精密称取供试品,约相当于甲硝唑0.25 g,用50%甲醇溶液定容至50 ml容量瓶中,过滤,再精密移续滤液5 ml定容至100 ml容量瓶中,用0.45 μm滤膜过滤,即得供试品溶液。

(四)仪器的准备

(1)检查仪器各部件的电源线、数据线和输液管道是否连接正常。接通电源,打开电脑,启动色谱工作站,依次开启高压输液泵、检测器等开关,等待仪器自检。

(2)更换流动相,并打开排液阀排出管路中的气泡。

(3)设置分析参数,流速约为 1 ml/min,检测波长为 320 nm。

(4)开始输送流动相。先平衡系统,并检查各管路连接处是否漏液,如漏液,应予以排除。观察泵控制屏幕上的压力值,压力波动应不超过 1 MPa。观察基线变化,冲洗至基线漂移小于 0.01 mV/min,噪声小于 0.001 mV 时,可认为系统已达到平衡状态,可以进样。常需相当于 10～15 倍柱体积的流动相过柱。

(五)色谱条件与系统适用性实验

取甲硝唑对照品溶液 10 μl 注入高效液相色谱仪,记录的色谱图应与标准图谱一致。甲硝唑对照品溶液连续进样 5 次,要求其峰面积测量值的相对平均偏差不能大于 2.0%。

(六)测定与计算

精密量取供试品溶液 10 μl,注入高效液相色谱仪,记录色谱图;另取甲硝唑对照品溶液,同法测定。按外标法以峰面积计算,即得。平行测定 3 次,求平均值。按无水物计算,甲硝唑含量为 93.0%～107.0%。

五、常见问题及注意事项

(1)在脱气时,应注意避尘;更换流动相时,应注意排除管路中可能出现的气泡;及时添加流动相,防止流动相用完导致泵空转。

(2)进样前,应分别在进样器处于 Load 和 Inject 位置时,用流动相冲洗六通阀及定量环;六通阀转动进样时不宜过缓。

(3)高压输液泵不应超过其规定压力限值工作。

(4)若样品基质太过复杂,应预先除去或在色谱柱前安装保护用预制柱。

六、任务结束和清场

任务结束和清场清单见表 6-19。

表 6-19 任务结束和清场清单

事 项	状 态	检 查 结 果	
玻璃器皿和实验台面	清洁干净	合格☐	不合格☐
色谱柱和六通阀	用流动相冲洗后关闭	合格☐	不合格☐
色谱柱	用甲醇溶液冲洗干净	合格☐	不合格☐
六通阀、定量环	用甲醇溶液清洗干净	合格☐	不合格☐
高效液相色谱仪	确认关闭电源	合格☐	不合格☐
废弃物	回收或放于指定位置	合格☐	不合格☐
操作场地	按要求清洁干净	合格☐	不合格☐

七、任务评价

任务评价清单见表6-20。

表6-20 任务评价清单

评价阶段	序号	评价内容	评价标准	评价结果
操作前	1	明确任务要达到的目的	准确说出任务目的	
	2	明确任务原理	准确说出任务原理	
	3	明确任务的操作步骤	准确说出任务的操作步骤	
	4	任务所需试剂和仪器的准备	正确准备所需试剂和仪器	
操作中	5	操作过程	操作规范,方法正确	
	6	仪器的使用	操作规范,方法正确	
	7	操作现象的要求	操作中观察到的现象与要求一致	
	8	任务报告	任务报告规范完整,结果正确	
操作后	9	操作时间	按时完成	
	10	清场	按要求完成清场	

参 考 文 献

[1] 张姣,廖红,张映兰,等.药品生物检定[M].北京:中国石化出版社,2022.
[2] 杨元娟.药品生物检定技术[M].2版.北京:人民卫生出版社,2018.
[3] 杨元娟,林锐,张慧婧.药品生物检定技术[M].北京:高等教育出版社,2021.
[4] 杨爽,刘加宝.药品生物检定技术[M].北京:化学工业出版社,2014.
[5] 国家药典委员会.中华人民共和国药典(2020年版)[M].北京:中国医药科技出版社,2020.
[6] 中国食品药品检定研究院.中国药品检验标准操作规范[M].北京:中国医药科技出版社,2019.
[7] 中国食品药品检定研究院.药品检验仪器操作规程及使用指南[M].北京:中国医药科技出版社,2019.
[8] 中国食品药品检定研究院.食品检验操作技术规范(微生物检验)[M].北京:中国医药科技出版社,2019.
[9] 沈萍,陈向东.微生物学实验[M].5版.北京:高等教育出版社,2018.
[10] 刘文艳.药物应用护理[M].北京:中国中医药出版社,2016.
[11] 张庆,宋光熠.护用药理学[M].北京:中国医药科技出版社,2018.
[12] 苗久旺,袁超.药理学[M].北京:中国科学技术出版社,2016.
[13] 宋光熠.药理学[M].北京:中国中医药出版社,2015.